Introduction

Vous venez d'accomplir l'exploit de votre vie : après 9 longs mois d'attente, vous avez donné naissance à votre (magnifique, merveilleux, fabuleux) bébé ! Pour cette performance incroyable, vous méritez évidemment la médaille d'or de la meilleure jeune maman, voire d'entrer au Panthéon de la parentalité… Surtout à en juger par votre forme actuelle ! C'est simple, après un tel effort, vous êtes sur les rotules, votre corps est endolori ET arrondi, et votre esprit tend à accuser le coup de cette révolution émotionnelle ! En un mot, la naissance vous a mise presque K-O !

Comme tout champion, vous allez devoir prendre le temps de récupérer et de vous remettre en forme de la tête aux pieds ! En effet, le bien-être après la grossesse n'est pas qu'une question de kilos supplémentaires ou de petits bourrelets ! C'est un tout, qui passe d'abord par une phase de repos et d'acceptation de votre nouveau corps, puis par quelques rituels beauté pour vous sentir bien dans vos baskets en attendant de passer à la phase d'attaque.

Ce n'est qu'une fois reposée (et rafistolée) que vous pourrez penser à vous remettre dans les starting-blocks. Qu'il s'agisse de la reprise du sport, d'un réglage alimentaire, voire d'un nouveau régime, il faudra, là encore, y aller progressivement… Vous commencerez par quelques exercices à la maison et une alimentation plus saine, qui donne surtout de l'énergie. Ce n'est que dans un deuxième temps que vous pourrez passer à la course (de fond) contre les kilos, en commençant un régime (sensé) et en vous remettant au sport plus intensément.

Et évidemment, comme tous les as dans leur discipline, vous apprendrez vite que l'essentiel de l'effort est… dans la tête, d'où l'intérêt d'apprendre à gérer votre stress, à bien préparer votre retour au travail et à surmonter les petites difficultés que votre couple pourrait rencontrer. Une fois toutes ces émotions domptées, vous n'aurez plus qu'à le constater : vous serez belle à croquer !

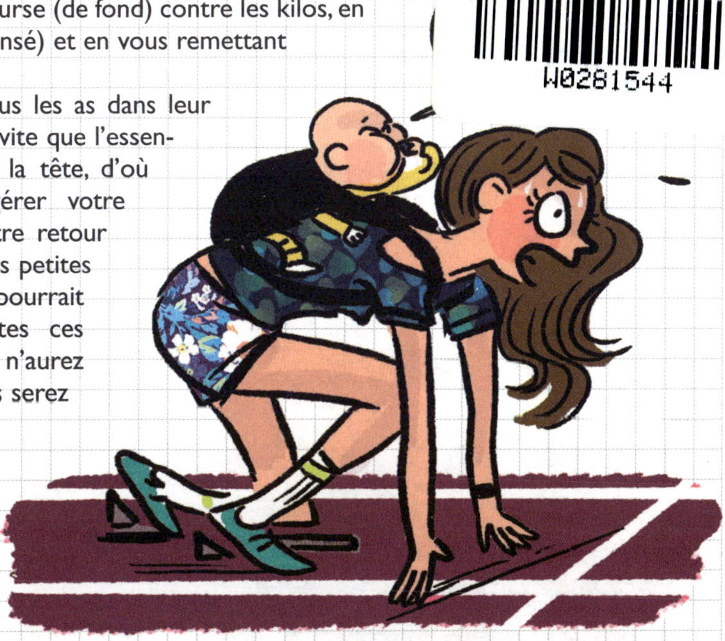

Test : de quelle remise en forme avez-vous besoin ?

Pour retrouver la forme et la ligne après une grossesse, il faut toujours les mêmes ingrédients : une bonne dose de sport, une once de régime et une pincée de zen. Mais pour que la recette gagnante vous fasse fondre, il faut savoir l'adapter à votre personnalité. Faites ce test pour savoir sur quoi il faudra vous concentrer au cours des prochains mois…

Quel adjectif vous caractérisait le mieux, avant votre grossesse ?

■ Déterminée.
▲ Gourmande.
● Prévoyante.
◆ Passionnée.

Vous avez su que votre homme était le futur papa de votre bébé le jour où…

◆ Vous l'avez vu.
● Il vous a aidée à surmonter une épreuve de la vie, un passage difficile.
▲ Il vous a préparé un dîner romantique avec sa spécialité au menu (pâtes au beurre).
■ Il s'est défini des objectifs de vie sérieux (pro et perso).

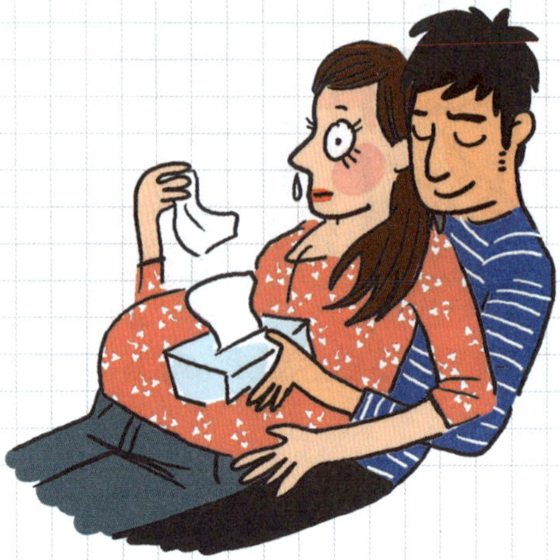

La période de conception a été pour vous…

● Stressante, de vraies montagnes russes émotionnelles !
▲ Zen, vous avez continué à vivre, à sortir, à profiter, comme si de rien n'était.
◆ Symbiotique, vous avez rarement été aussi proche de votre homme.
■ Motivante, vous avez tout fait pour « taper dans le mille ».

Pendant votre grossesse, vous étiez plutôt…

■ Hyperactive.
● Anxieuse.
▲ Curieuse.
◆ Sur un petit nuage.

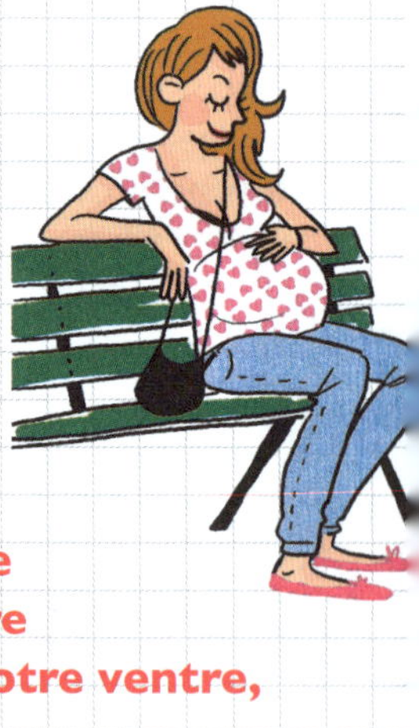

La première fois que vous avez senti votre bébé bouger dans votre ventre, vous vous êtes dit…

◆ Faut que je prévienne Jules !
■ Ça, c'est mon champion !
● Il y a quelque chose qui n'est pas normal…
▲ J'ai dû manger un truc bizarre.

La veille de la naissance de votre bébé, vous étiez…

▲ Tranquille à la maison, entre amis.

■ En plein ménage de printemps !

♦ Dans votre lit, à tester l'accouchement à l'italienne.

● Chez vous, à compter les heures qui passaient.

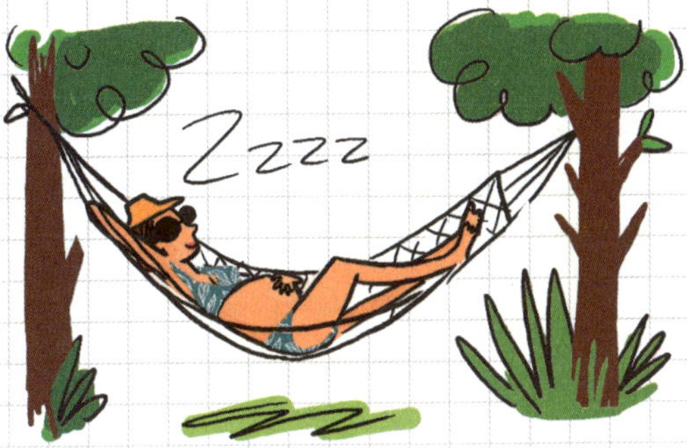

Votre première réaction quand vous avez vu votre bébé…

♦ Vous avez trouvé qu'il ressemblait à son père.

● Vous avez regardé autour de vous pour voir si l'équipe médicale semblait rassurée.

■ Vous avez eu l'impression d'avoir parcouru un marathon !

▲ Vous vous êtes demandé si la tétée allait bien se passer.

De retour à la maison, vous avez…

■ Fait un planning des choses à ne pas oublier.

♦ Vérifié les disponibilités de votre (belle) mère.

▲ Commandé un plat de sushis ou de charcuterie, le tout arrosé d'un bon petit verre.

● Suivi à la lettre les consignes données à la maternité.

Faites vos comptes !

♦	▲	●	■

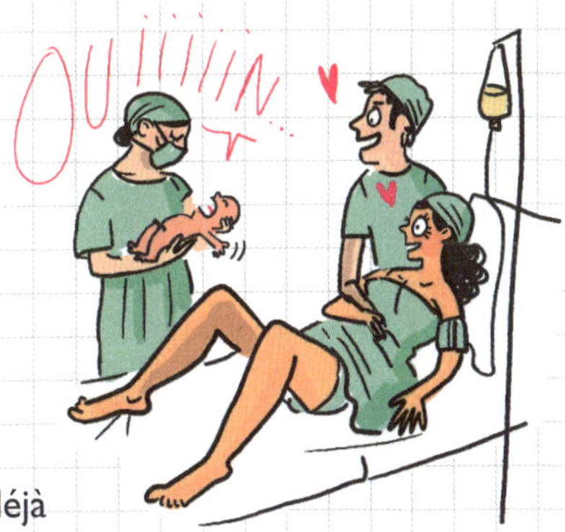

Vous avez un maximum de ♦ : *misez tout sur le sport !*

Avant même que vous ne soyez maman, vous étiez déjà un brin hyperactive et en quête d'émotions fortes. Pour évacuer les émotions négatives, votre truc a toujours été de bouger. Résultat : depuis la naissance de votre bébé, aussi chou soit-il, l'envie de sortir vous défouler vous titille ! Pour perdre vos petits kilos de grossesse, votre grand allié sera donc évidemment l'exercice physique. À la maison, en extérieur, avec votre bout de chou… Vous trouverez ici de quoi remodeler votre silhouette, évacuer la fatigue et retrouver le sourire (voir chapitre 3).

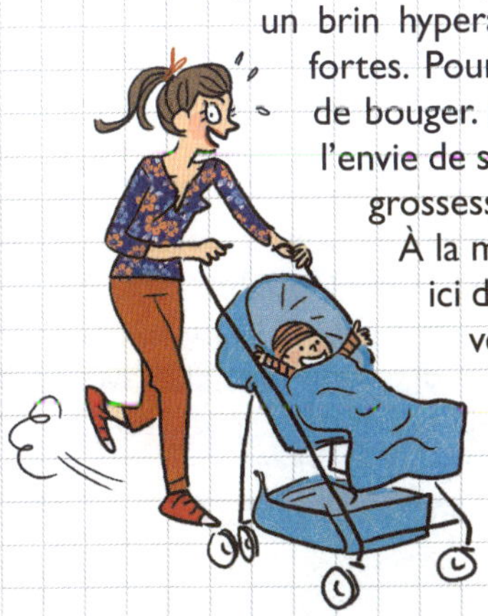

Attention toutefois à ne pas pousser le bouchon trop loin : après la grossesse, votre corps a besoin de récupérer. Ne l'épuisez pas ! Veillez aussi à ne pas négliger votre alimentation, votre bien-être et votre couple. Retrouver la forme après avoir eu un bébé, c'est un tout !

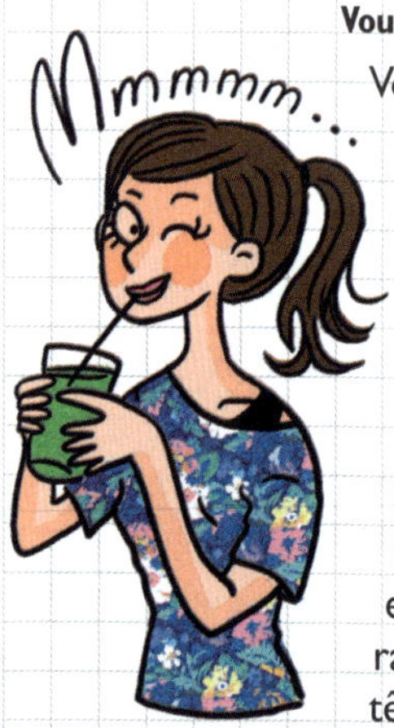

Vous avez un maximum de ▲ : *l'alimentation est votre priorité !*

Vous avez toujours mis un point d'honneur à profiter des bonnes choses de la vie, notamment à l'heure des repas… Et si, pendant votre grossesse, vous avez su éviter autant que possible les frustrations, la période postnatale s'annonce assez difficile, entre le retour béni des aliments interdits et les coups de mou qui riment souvent avec « je mange de tout » ! Votre mot d'ordre : explorer un nouveau régime, riche en aliments qui apportent de l'énergie et peu de calories (voir chapitre 4). Au menu : ligne et vitalité !

Mais l'alimentation seule ne peut venir à bout de tous vos petits maux. Le sport, par exemple, vous aidera à redessiner votre corps tout en estompant les effets indésirables des petits craquages alimentaires. Enfin, rappelez-vous qu'être bien dans son assiette, c'est aussi être bien dans sa tête. Ne négligez pas votre bien-être.

Vous avez un maximum de ● : *attention à votre moral !*

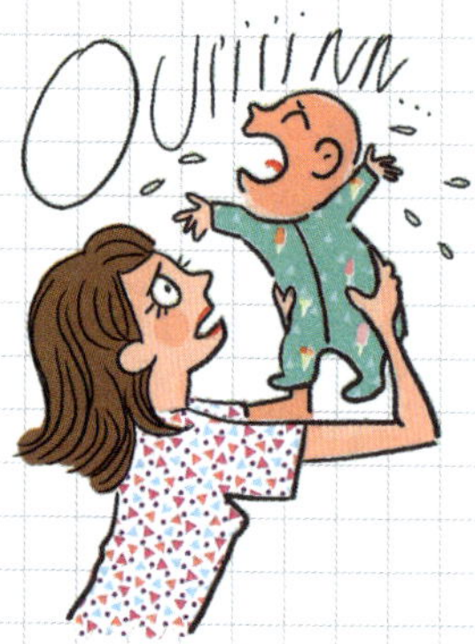

Chez vous, tout se passe dans la tête ! Vous êtes facilement inquiète, doutez de vous et tout le reste s'en ressent : votre alimentation, vos envies de bouger, votre vie de couple… Et évidemment, depuis la naissance de votre bébé, les choses ne tendent pas à s'améliorer !

Votre mission : vous détendre (voir chapitre 5). Ce n'est qu'en ayant confiance en vous et en prenant du recul par rapport aux petits aléas du quotidien que vous parviendrez à perdre vos kilos de grossesse, notamment en évitant les grignotages « émotionnels » et en retrouvant l'envie de faire du sport. Évidemment, n'oubliez pas qu'être zen profite aussi à votre bébé et à votre homme ! Vous avez tous à y gagner.

Vous avez un maximum de ■ : *votre couple est votre meilleur allié pour retrouver la forme*

Votre couple est votre roc ! Dès votre rencontre, vous avez été là l'un pour l'autre, dans les beaux moments comme dans les périodes difficiles. Et depuis votre « projet bébé », votre couple est encore plus soudé. Pour retrouver la forme après avoir eu votre bébé, profitez de cette force pour vous reposer, vous faire épauler, reprendre une alimentation saine (l'homme se mettra bien un peu aux fourneaux, non ?) et vous remettre au sport ! Attention toutefois, en cette période postnatale, le couple, aussi solide soit-il, peut être mis à rude épreuve, notamment sous l'effet de la fatigue et du stress (voir chapitre 7). Ne négligez donc pas votre bonheur, qui rayonnera sur toute votre petite famille, ni la reprise du sport, bon levier pour évacuer la pression ! Ne restera plus qu'à surveiller votre alimentation, et vous pourrez dire adieu à vos petits kilos en deux temps, trois mouvements !

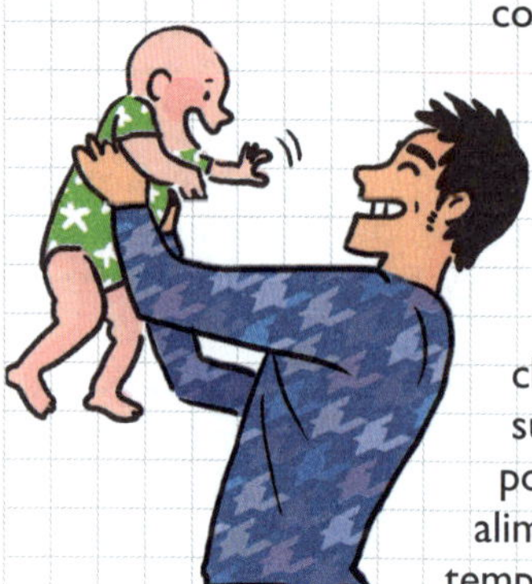

Chapitre 1

Je prends soin de mon corps

Il a subi 1 001 changements au cours de vos 9 mois de grossesse ; il a dû fournir tout autant d'efforts pendant l'accouchement… Votre corps est en mode *warrior,* et ce n'est pas étonnant qu'il ait besoin, aujourd'hui, de repos pour s'en remettre !

Il n'est donc pas question, les premiers jours après la naissance, de renoncer aux bonnes habitudes que vous aviez prises quand vous étiez enceinte : il va falloir continuer à vous occuper de vous plein pot… même si, avec un nourrisson à la maison, la tâche va sûrement vous paraître plus ardue !

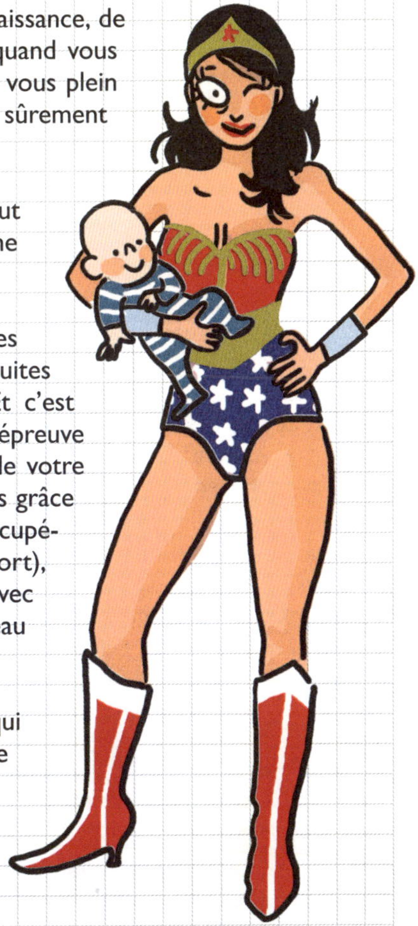

Votre mission (si vous l'acceptez) : comprendre avant tout les changements qui s'opèrent dans votre corps de jeune maman… pour mieux les dompter.

Ensuite, veillez religieusement à soigner les petites traces laissées par l'accouchement. Pas question de négliger les suites d'une épisiotomie ou une cicatrice de césarienne… Et c'est évidemment sans parler de votre périnée ! Mis à rude épreuve par la naissance, ce muscle magique est la clé absolue de votre bien-être après la grossesse. En reprenant tout son tonus grâce à la rééducation, il vous permettra non seulement de récupérer votre ligne de jeune fille (en vous remettant au sport), mais aussi de retrouver des moments chauds bouillants avec votre cher et tendre (si, si, un jour, vous en aurez à nouveau envie !).

Enfin, dernier objectif : ne négligez pas les solutions qui s'offrent à vous pour vous remettre sur pied, comme la cure thermale ou la thalasso, si vous le jugez utile, évidemment.

Au secours, mon corps a des réactions étranges !

L'accouchement passé, vous vous êtes sûrement dit que les petits maux liés à la grossesse étaient derrière vous… pour de bon. C'était sans compter sur les réactions imprévues de votre corps ! Pour dédramatiser et comprendre un peu mieux les suites de couches, **saurez-vous relier ces petits maux à leur définition ?**

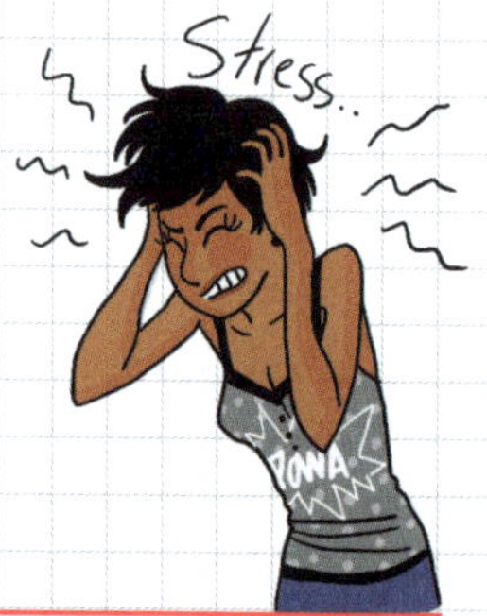

Qu'est-ce que :

1. l'incontinence ?

2. les lochies ?

3. l'effluvium télogène du post-partum ?

4. les tranchées ?

5. l'hypersudation ?

6. les œdèmes ?

7. les hémorroïdes ?

8. le prolapsus ?

a. Les contractions se poursuivent durant 3 ou 4 jours après l'accouchement, notamment pour nettoyer l'utérus de ses petits « débris » et lui permettre de retrouver sa taille normale. Si elles peuvent passer inaperçues lors d'une première grossesse, elles s'intensifient généralement aux naissances suivantes et chez les mamans allaitantes.

→ **La solution :** des antispasmodiques (type Spafon®) et du paracétamol, prescrits par votre praticien. Et n'oubliez pas d'uriner régulièrement pour éviter que votre vessie, trop pleine, ne fasse pression sur votre utérus !

b. Une tendance excessive à transpirer, surtout de nuit, peut apparaître dans les jours suivant la naissance. Parfois gênant, ce réflexe naturel permet au corps d'évacuer l'excédent d'eau accumulé pendant la grossesse. Il passe de lui-même rapidement.

→ **La solution :** prendre votre mal en patience et prévoir des serviettes éponges au moment du coucher (et tant pis si ce n'est pas très glamour, ça passera !).

c. Cette perte de cheveux, parfois impressionnante, peut survenir dans les semaines suivant l'accouchement et se concentrer sur la zone du sommet du crâne ! En cause : la fin de l'imprégnation hormonale de la grossesse !

→ **La solution :** l'application d'une lotion à base de vitamines B5, B6 et B8 pour renforcer la fibre capillaire, une alimentation riche en vitamines et en minéraux, voire une supplémentation alimentaire.

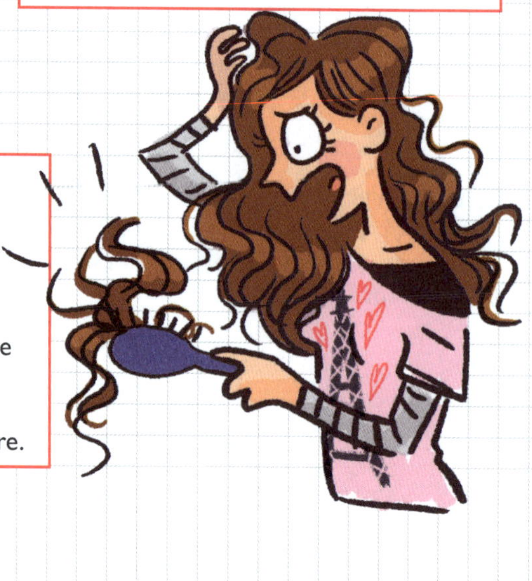

d. La descente d'organes, due à une faiblesse des muscles pelviens, n'est heureusement pas systématique. Elle peut toutefois apparaître chez les femmes ayant eu plusieurs enfants, des accouchements difficiles, une surcharge pondérale ou une constipation chronique.

→ **La solution :** ne négligez pas la rééducation du périnée et adoptez une alimentation équilibrée !

e. Des saignements plus ou moins intenses apparaissent directement après l'accouchement et durent jusqu'à 4 semaines après. Leur objectif : évacuer les caillots de sang ou débris placentaires encore présents dans l'organisme. Intenses pendant les 3 ou 4 premiers jours après la naissance, ces saignements s'estompent naturellement.

→ **La solution :** si allaiter permet de réduire leur durée, votre mot d'ordre reste surtout de vous armer de patience… et des protections adaptées !

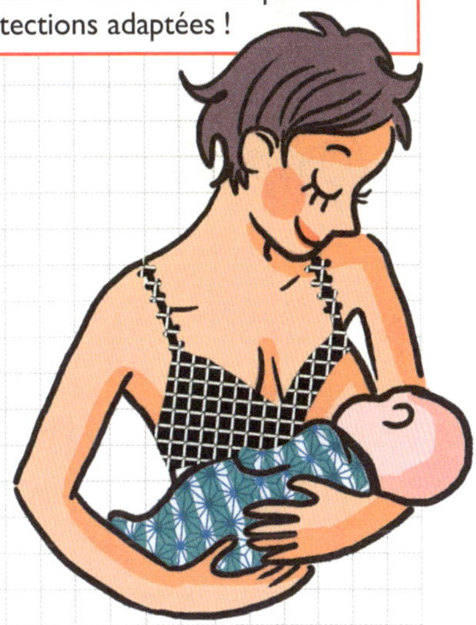

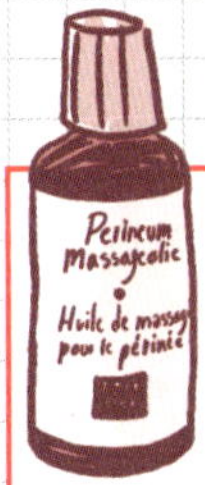

f. Les petites fuites urinaires, dites d'effort (en cas d'éternuement, de fou rire…), sont légion chez les jeunes mamans. En cause, un accouchement long, un gros bébé ou une prise de poids importante pendant la grossesse, qui participent à la perte de tonicité des muscles du périnée.

→ **La solution :** là encore, suivez la rééducation du périnée comme un sacerdoce !

g. Cette accumulation d'eau dans les tissus favorise parfois la persistance des pieds gonflés ou des jambes lourdes plusieurs jours après l'accouchement.

→ **La solution :** patientez le temps que l'eau dans votre organisme soit drainée et adoptez les réflexes anti-jambes lourdes. Évitez par exemple de porter des vêtements serrés et prenez l'habitude de faire des pauses détente en surélevant vos pieds…

h. Ces petits coussinets gorgés de sang situés dans la zone anale peuvent être mis à mal par la poussée lors de la délivrance. Résultat : une jeune maman sur cinq souffre de crises (caillots de sang, douleurs, saignements pendant les selles.)

→ **La solution :** différents traitements sont disponibles suivant la nature de la crise (anti-inflammatoires non stéroïdiens, antalgiques…). L'homéopathie peut aussi faire de petits miracles !

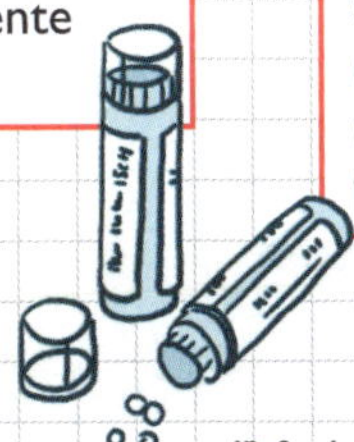

Réponses : 1-f / 2-e / 3-c / 4-a / 5-b / 6-g / 7-h / 8-d.

La visite postnatale décryptée par un expert

Après 9 mois de suivi médical, un accouchement fatigant et ce nouveau rôle de mère accaparant, une femme est souvent tentée de zapper la dernière étape du suivi de grossesse : la visite postnatale. Elle est pourtant absolument essentielle. Les explications d'une sage-femme…

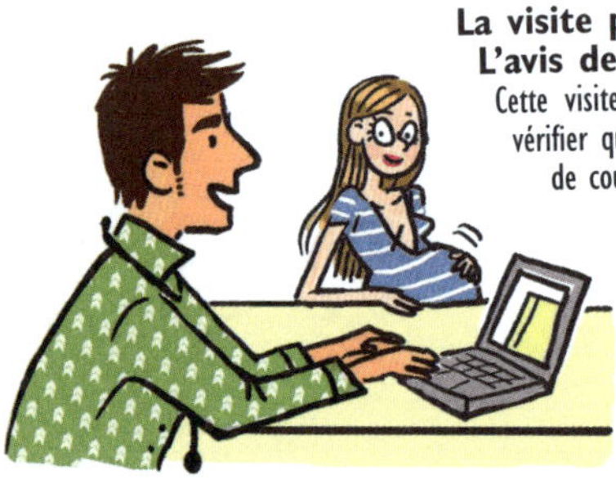

La visite postnatale, une étape indispensable
L'avis de l'expert, Véronique de La Cochetière, sage-femme
Cette visite est essentielle pour la jeune maman. En effet, elle permet non seulement de vérifier que le corps récupère bien après la grossesse et que la maman vit bien les suites de couches, mais aussi qu'elle intègre pleinement son nouveau rôle de mère. On procède donc en deux temps. L'examen gynécologique permet de savoir s'il y a encore des pertes de sang et si l'utérus a repris une taille normale (l'involution utérine), de surveiller la tonicité du périnée et de suivre la cicatrisation d'une épisiotomie ou d'une césarienne. L'entretien est ensuite l'occasion d'aborder la question du retour de couches, de la contraception et de la reprise des rapports sexuels, de faire un premier bilan de l'allaitement… Enfin, c'est lors de ce rendez-vous qu'une femme peut parler de son épuisement ou de sa fragilité, qui font qu'elle sera suivie de plus près.

Les bons réflexes pour aborder ce rendez-vous (obligatoire) sereinement ?

- **Prenez rendez-vous rapidement :** la visite doit avoir lieu au maximum 2 mois après la naissance !

- **Consultez, si possible, le gynécologue ou la sage-femme** qui vous a suivie pendant votre grossesse. Il/elle connaît bien votre dossier. L'alternative : votre médecin traitant.

- **Notez en amont toutes les questions,** même les plus anodines, que vous vous posez. C'est le moment d'en parler.

- **Exploitez le réseau de votre praticien !** Vous n'avez pas encore trouvé qui s'occupera de votre rééducation périnéale ? Vous cherchez un ostéopathe ? Votre gynéco ou votre sage-femme ont sûrement quelqu'un à vous recommander.

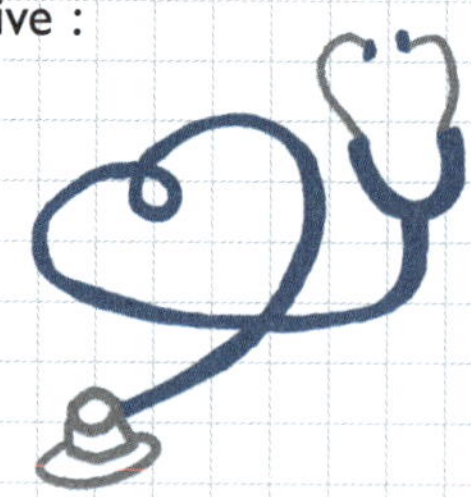

5 règles d'or pour passer le cap de l'épisiotomie !

Même si vous avez été un valeureux capitaine pendant votre accouchement, vous n'avez peut-être pas échappé à une petite avarie : l'épisiotomie. Quelques conseils pour voir passer la tempête…

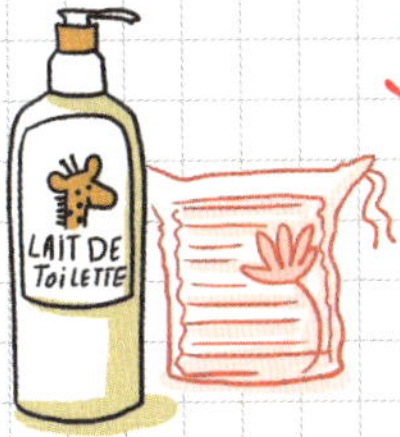

J'évite de me prendre dans les mauvais filets

Votre premier impératif après l'épisiotomie : être à l'aise. Si l'on conseille parfois de porter des culottes-filet, n'hésitez pas à privilégier vos bons vieux slips en coton (ceux que vous êtes prête à jeter) : c'est l'idéal pour éviter les matières synthétiques et ne pas se sentir comprimée.

Je ne lésine pas sur le briquage

Pour permettre à l'épisiotomie de cicatriser, effectuez quatre lavages intimes par jour avec un savon antiseptique spécial (type GynHydralin®) jusqu'à la résorption des fils. À éviter absolument : les soins agressifs (type Betadine®), qui favorisent les tiraillements.

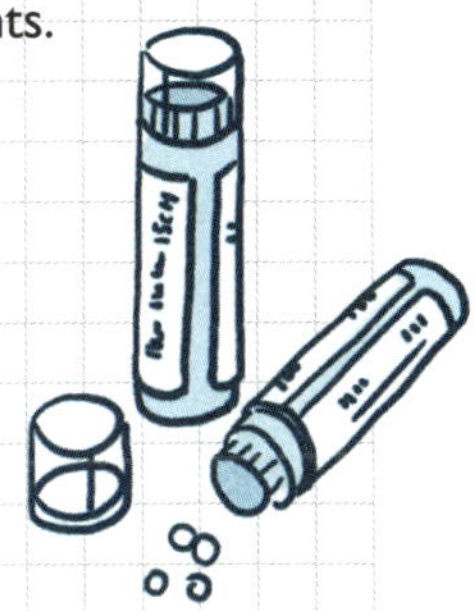

Je me protège des intempéries…

Qui dit épisiotomie, dit nécessité de rester au sec ! Votre meilleure protection reste les serviettes hygiéniques bien épaisses (ou protection anti-fuites urinaires), à changer dès qu'elles sont mouillées. Prévoyez donc « la dose », soit une trentaine de protections pour 5 jours environ.

Je ne m'amarre pas à une bouée

Tous les bons tuyaux pour apaiser les douleurs de l'épisio ne sont pas bons à prendre ! À proscrire : le sèche-cheveux, mais aussi la bouée, qui est à réserver aux femmes ayant des problèmes de coccyx. Pour les autres, elle pourrait vous comprimer au mauvais endroit et être contre-productive.

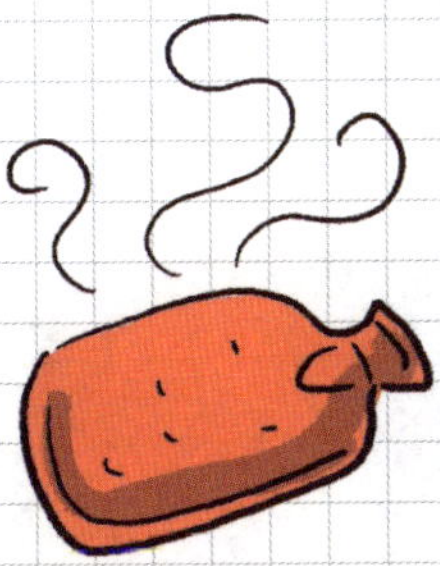

J'adopte les bons réflexes en cas de détresse

Investissez dans une bouillotte ou un cold pack, à conserver au réfrigérateur. En cas de douleurs, placez-la sous les fesses. Anti-inflammatoire, le froid permet aussi la vasoconstriction des vaisseaux sanguins. Résultat : vous avez moins mal ET vous vous soignez ! Autre coup de pouce : l'homéopathie (Arnica 15 CH, 5 granules matin et soir). Enfin, n'hésitez pas à lancer un SOS à votre sage-femme ou à votre gynécologue en cas de besoin.

Césarienne : mon rétroplanning pour être en forme !

Vous avez accouché par césarienne ? Voici un petit calendrier à respecter pour vous remettre sur pied, avec Véronique de La Cochetière, sage-femme.

Semaine 1 : à chaque jour suffit sa peine !

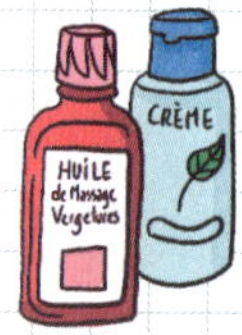

Pendant les 5 à 7 premiers jours, le suivi à la maternité devrait vous permettre de vous reposer sans vous soucier des soins de la cicatrice. Profitez-en : c'est le moment de récupérer.

Le conseil de l'expert

Bougez chaque jour un peu plus pour éviter les phlébites. Commencez par vous asseoir et vous lever le premier jour, faire votre toilette le deuxième, prendre une douche et marcher un peu le troisième…

Semaine 2 : chouchoutez-vous !

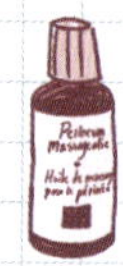

Les points ou les agrafes seront retirés par votre praticien entre 5 et 10 jours après la naissance. Des démangeaisons, des tiraillements peuvent alors persister. C'est l'heure de vous bichonner !

Le conseil de l'expert

Investissez dans une gaine de maintien munie d'un patch en silicone qui masse la cicatrice quand vous la portez. Ensuite, pour la détendre, frictionnez la cicatrice chaque jour avec de l'huile vanillée, en réalisant des petits cercles avec l'index sur son pourtour !

Semaines 3 et 4 : allez-y mollo !

Vous connaîtrez les mêmes suites de couches que les autres mamans (pertes de sang, involution utérine). Veillez donc à adopter les mêmes réflexes : changez vos protections régulièrement, surveillez tout saignement suspect… En revanche, côté fatigue, vous accuserez plus le coup.

Cicatrice de césarienne, épisiotomie : vite, une huile miracle maison !
Faites infuser 2 gousses de vanille ciselées dans un flacon d'huile de sésame bio pendant une semaine. À utiliser matin et soir sans modération !

Le conseil de l'expert

Après une césarienne, l'organisme est plus fragile. Vos mots d'ordre pendant cette période : ne pas porter de charges plus lourdes que votre bébé, éviter de rester longtemps debout, abuser des siestes crapuleuses et déléguer les tâches fatigantes (courses, ménage)…

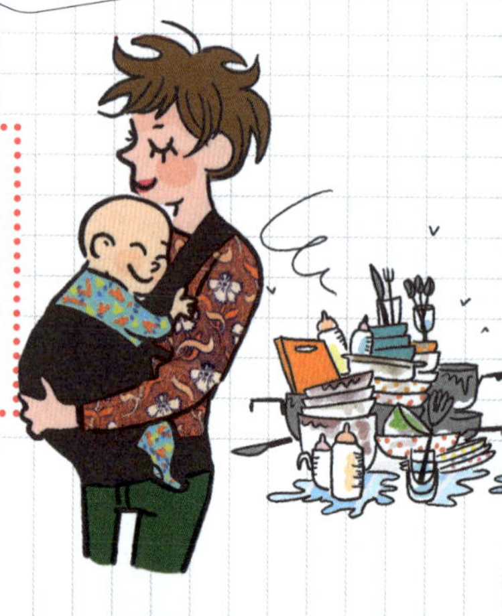

La rééducation du périnée : l'étape clé à ne pas louper

Le périnée, sa rééducation… vous pensez connaître tout ça sur le bout des doigts ! Vraiment ? Répondez aux quelques questions suivantes (et autres pièges…) pour faire le point !

Je dois attendre 2 mois avant de commencer la rééducation. Vrai ☐ Faux ☐

Vrai et faux.

Si on conseille d'attendre 6 à 8 semaines avant de consulter un professionnel de santé, il est possible de commencer la rééducation chez soi par quelques exercices simples. Un exemple ? Asseyez-vous au bord du lit, bloquez votre respiration, serrez les fesses puis le ventre et comptez jusqu'à 10 avant d'expirer. À renouveler 10 fois.

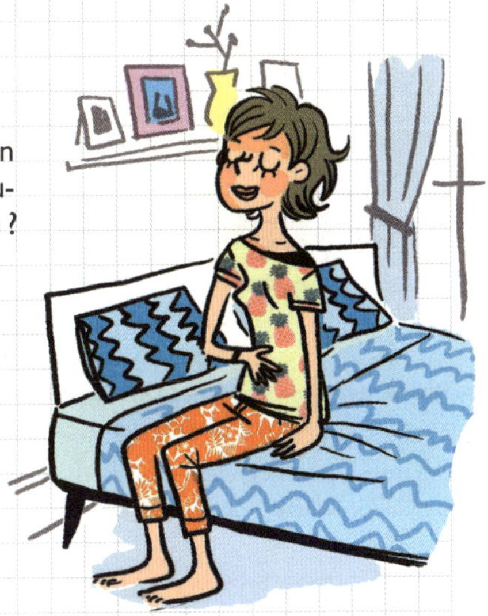

C'est quoi au juste, le périnée ?
Le périnée est un muscle circulaire qui s'étend du pubis à la base de la colonne vertébrale. Son rôle : soutenir les organes génitaux et permettre l'ouverture et la fermeture du vagin, de l'urètre et de l'anus.

Je n'ai pas besoin de rééducation si j'ai eu une césarienne. Vrai ☐ Faux ☐

Faux.

Le périnée n'est pas seulement mis à l'épreuve par l'accouchement. Il a aussi dû soutenir le poids du bébé au cours de la grossesse. Résultat : il est affaibli, même en cas de césarienne. Pour éviter les désagréments d'un périnée raplapla, ne négligez pas la rééducation.

Sans rééducation, j'aurai moins de plaisir sexuel. Vrai ☐ Faux ☐

Vrai.

Physiologiquement, le périnée fait notamment le lien entre le clitoris et le vagin. Il joue donc un rôle clé dans le plaisir sexuel. Plus il a du tonus, plus les sensations sont intenses. Psychologiquement, la rééducation permet de se réapproprier son corps et de reprendre confiance en soi, avant de reprendre du plaisir !

Sans rééducation, je risque d'avoir des problèmes de fuites.
Vrai ☐ Faux ☐

Vrai.

Le périnée est le muscle de la continence par excellence. Quand il n'est pas assez tonique, les fuites urinaires en cas d'effort (éternuement, rire, sport) sont courantes. Autre problème qui risque de se poser sans rééducation : la chute d'organes.

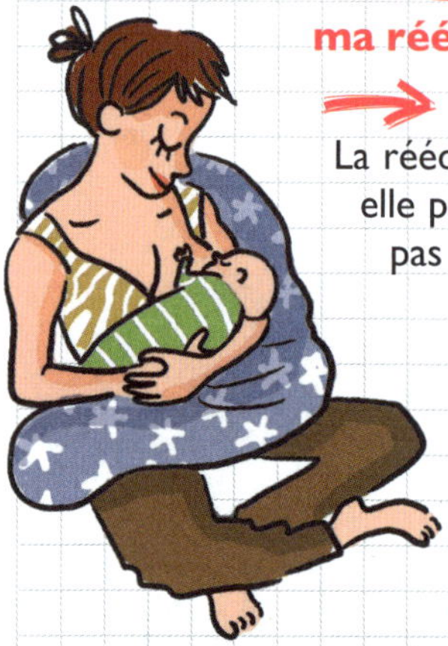

Je dois forcément consulter un kiné pour faire ma rééducation. Vrai ☐ Faux ☐

Faux.

La rééducation peut aussi être réalisée chez une sage-femme. L'avantage : elle peut aborder des questions (allaitement, contraception) qui ne sont pas toujours dans les cordes du kiné !

La rééducation à la sonde est la méthode la plus efficace. Vrai ☐ Faux ☐

Faux.

Il existe deux types de rééducation à la sonde :

– l'électrostimulation fonctionnelle, qui réactive les muscles du périnée par l'impulsion d'un courant électrique ;

– le biofeedback, où la sonde est connectée à un écran et permet de suivre les contractions du périnée au fil des exercices.

Le hic : efficaces à court terme, ces méthodes permettent difficilement de continuer les exercices chez soi. *A contrario,* la méthode manuelle, et notamment la CMP (connaissance et maîtrise du périnée), permet, par le biais du toucher et de la visualisation mentale, de bien connaître et de travailler toutes les zones du périnée, avec le praticien d'abord, puis seule chez soi.

Dix séances de rééducation, c'est suffisant ! Vrai ☐ Faux ☐

Faux.

Si l'on prescrit 10 séances de rééducation de base, certaines femmes peuvent avoir besoin de plus, surtout en cas d'accouchement difficile (forceps, naissance multiple). D'ailleurs, il faudrait en tout 9 mois pour que le périnée retrouve sa première jeunesse, d'où l'importance de continuer à l'entraîner une fois les séances terminées !

La méthode du « stop-pipi » est efficace pour retrouver un périnée au top. Vrai ☐ Faux ☐

Faux.

Bloquer le jet d'urine pendant la miction est déconseillé ! En effet, en empêchant la vessie de se vider complètement, cet exercice favorise l'apparition de cystites… Aïe !

Je dois attendre la fin de la rééducation pour me remettre au sport. Vrai ☐ Faux ☐

Vrai et faux.

Les sports doux (marche, natation) peuvent être repris immédiatement ou presque après la naissance. En revanche, pour les abdos, le fitness ou le vélo, attendez de retrouver un périnée solide !

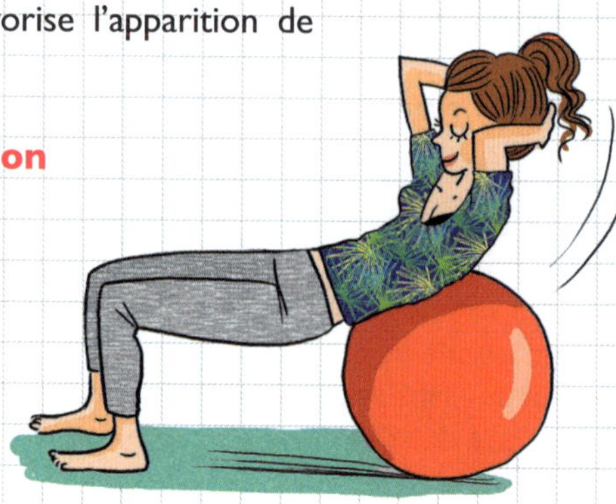

Chapitre 2

Ma routine beauté

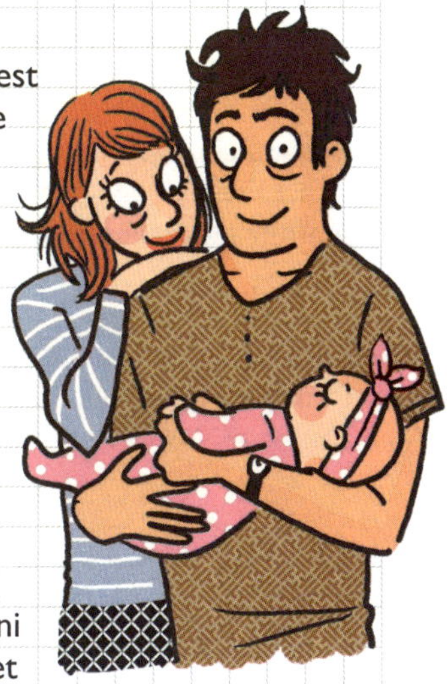

Votre rituel beauté, vous n'en changeriez pour rien au monde ! C'est pour cela que vous vous êtes juré, après la parenthèse (enchantée ou non) de votre grossesse, de revenir à vos doux réflexes et à votre vanity-case prégestationnels… Pourtant, il va falloir patienter encore un peu !

En effet, après la grossesse et avant le retour « à la normale » de votre peau, vous connaîtrez une phase intermédiaire, un peu bizarre, liée à la désimprégnation hormonale. Pendant ces quelques semaines, vous direz donc bye-bye (peut-être avec un grand ouf de soulagement) aux hormones de grossesse… et votre peau accusera le coup de cette transition.

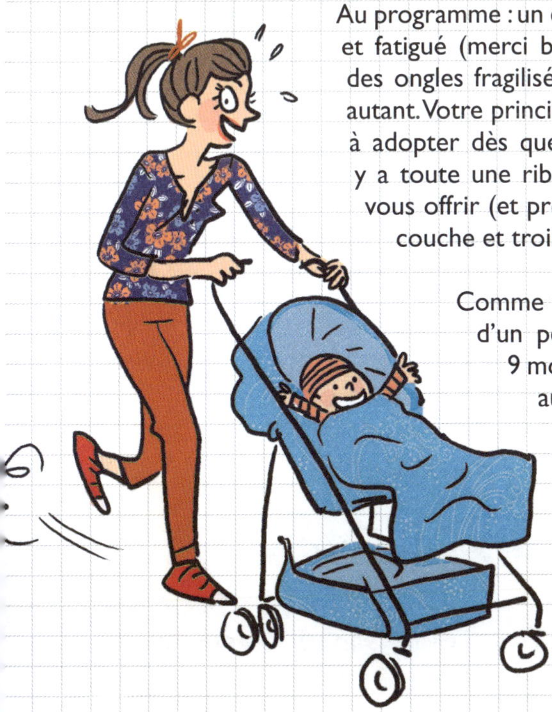

Au programme : un épiderme asséché, terni et fatigué (merci bébé !), des cheveux et des ongles fragilisés. Pas de panique pour autant. Votre principal réflexe anti-grise mine : des soins appropriés à adopter dès que possible ! Pas le temps ? Détrompez-vous : il y a toute une ribambelle de petites attentions que vous pouvez vous offrir (et préparer vous-même) entre deux changements de couche et trois biberons.

Comme votre peau, votre corps va lui aussi avoir besoin d'un petit coup de pouce pour se remettre de ces 9 mois où il a été habité. Vergetures, seins en berne et autres petites rondeurs disgracieuses sont le lot commun de bien des mamans. Heureusement, il existe là encore astuces et bons réflexes à s'approprier pour se sentir rapidement mieux dans sa peau de maman, avant même de commencer à penser à se remettre au sport ou au régime !

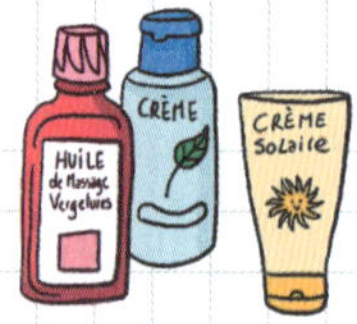

Au secours, j'ai des vergetures !

Vous avez eu beau vous enduire de crème pendant 9 mois, les vergetures ont fini par avoir votre peau ? Petit acronyme pour comprendre le phénomène et bien réagir *a posteriori.*

Vraiment coriaces

Vous avez remarqué des stries sur vos cuisses, votre ventre ou vos seins ? Ce sont sûrement des vergetures… Dues à une prise de poids importante et/ou rapide, elles peuvent aussi être d'origine hormonale et profiter de la grossesse pour s'incruster !

Eradication impossible

Mises à mal pendant la gestation, les fibres élastiques du derme craquent, créant ces minicicatrices. D'abord violacées, les vergetures blanchissent avec le temps… mais peinent à disparaître complètement.

Raisonnez-vous !

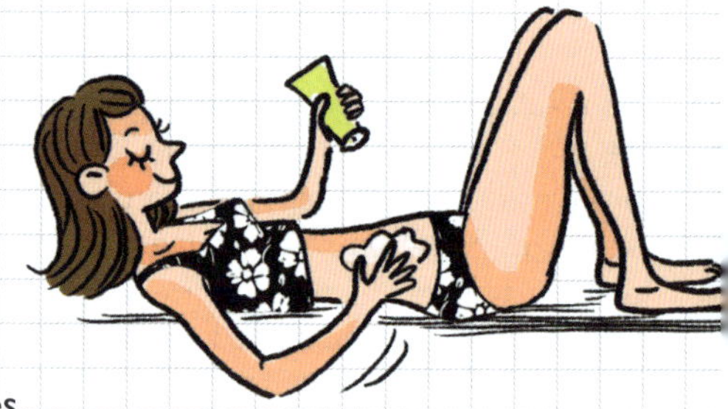

Les résultats des traitements varient d'une femme à l'autre, et peuvent coûter cher ! Si vous êtes peu marquée, mieux vaut apprendre à accepter vos sillons.

Garder l'œil sur la montre

Vous êtes décidée à traiter ? Prenez vite rendez-vous chez un spécialiste. Plus les vergetures sont installées, plus elles sont difficiles à atténuer.

Efficacité

L'application d'une crème à base de vitamine A acide (trétinoïne, acide rétinoïque) est la meilleure solution pour venir à bout des vergetures récentes. Le principe ? Elle oblige la peau à se régénérer et estompe les cicatrices.

Traitements

Selon la nature des vergetures, votre spécialiste pourra aussi opter pour un peeling, la microdermabrasion, des séances de lumière pulsée ou de laser. Attention : les résultats sont parfois décevants !

Uniquement sous contrôle dermato

Souvent contre-indiqués pendant l'allaitement, certains traitements peuvent être photosensibilisants, voire n'être prescrits qu'avec une contraception. Avis médical obligatoire !

Ruser

La solution : le maquillage ! Une bonne crème teintée peut donner le change.

Erreurs à éviter

Pour prévenir l'apparition d'autres vergetures, évitez les régimes yo-yo, hydratez votre peau et restez zen. Le stress favorise la sécrétion du cortisol, et donc les vergetures…

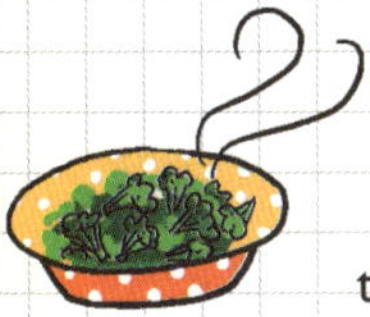

Je décrypte ma cellulite…

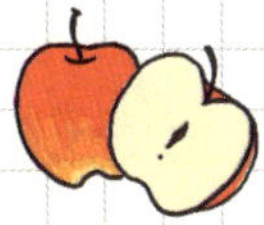

Pendant votre grossesse, la cellulite s'est installée un peu plus confortablement sur vos hanches, vos cuisses et votre ventre ? La solution : apprendre à connaître l'ennemi pour le chasser efficacement !

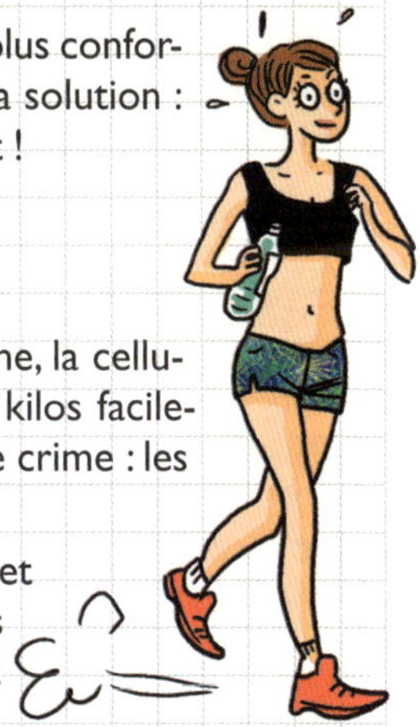

Je fais la peau à ma cellulite adipeuse

Comment repérer l'ennemi ? Indolore au pincement, mollassonne, la cellulite adipeuse est due à un excès de graisse. Si vous avez accumulé les kilos facilement et avez tendance à grignoter, vous êtes concernée ! Ses scènes de crime : les cuisses, les hanches et le ventre.

Quel sort lui réserver ? Éliminez les aliments gras de vos repas et privilégiez les légumes, les fruits (ananas, kiwi), le poisson et les viandes blanches. Côté sport, misez sur l'endurance dès que votre praticien est d'accord !

Le coup de grâce : un soin minceur à la caféine, des séances de palper-rouler en institut.

Je liquide ma cellulite aqueuse

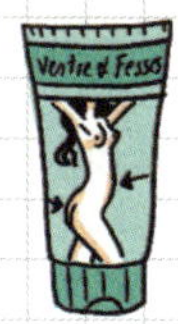

Comment repérer l'ennemi ? Indolore au toucher, la cellulite aqueuse est due à une mauvaise circulation. Si vous souffrez de jambes lourdes, elle vous colle aux basques ! Ses scènes de crime : les cuisses, les genoux, les chevilles et les bras.

Quel sort lui réserver ? Drainez ! Buvez, sirotez des tisanes détox (pissenlit, bardane), mangez des fruits et des légumes, et éradiquez le sel. Vos activités anti-capitons : la marche rapide et les sports d'eau.

Le coup de grâce : un soin boosteur de circulation, du drainage lymphatique manuel.

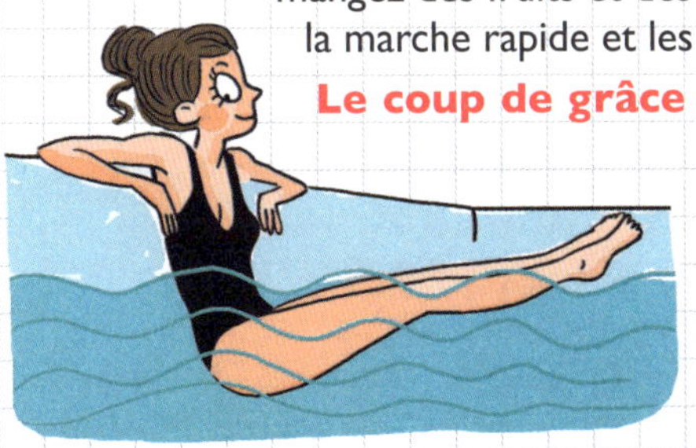

J'achève ma cellulite fibreuse

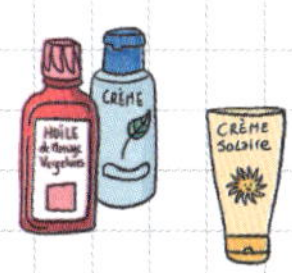

Comment repérer l'ennemi ? Vous ressentez des douleurs au pincement ? Une cellulite fibreuse s'en prend sûrement aux fibres collagènes de votre peau ! Ses scènes de crime : les cuisses et les genoux.

Quel sort lui réserver ? Bannissez les produits cuisinés, les boissons sucrées, le pain blanc et le lait. Abusez des aliments riches en antioxydants, zinc et sélénium (brocolis, épinards…). Côté sports, vive la danse, le fitness et le vélo !

Le coup de grâce : un soin contre les capitons installés et un massage thaï désinfiltrant.

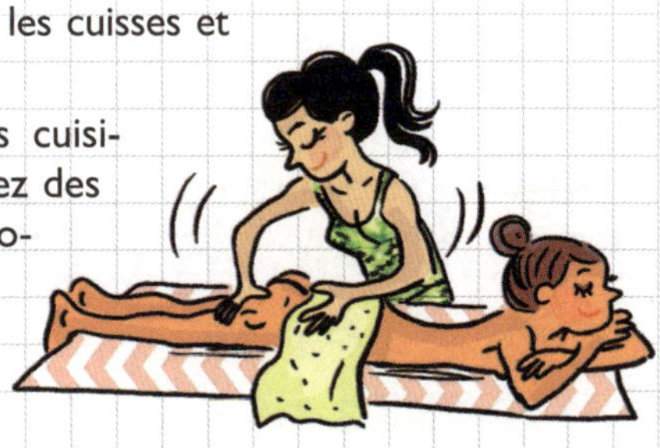

Je retrouve un buste de rêve après la naissance de bébé

Pendant 9 mois, vous avez arboré une poitrine voluptueuse, mais depuis que votre bébé est né (et que vous avez allaité), votre décolleté est en berne. Heureusement, des solutions existent, parole de maman !

Je fais des exercices ciblés

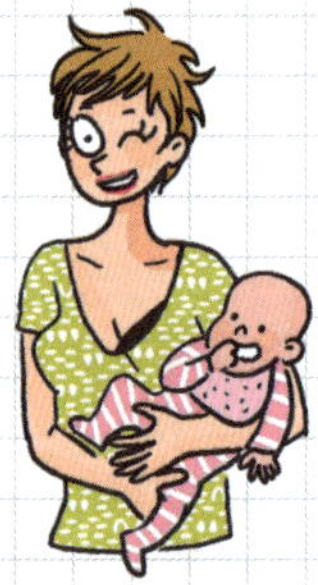

Pourquoi ? Même si les seins n'ont pas de muscles, renforcer ses pectoraux permet d'améliorer le maintien de la poitrine.

Le témoignage de Claire, 26 ans

« Ma sage-femme m'a conseillé de faire des mouvements de renforcement musculaire avec mon bébé (le tenir à bout de bras tendus et le ramener vers moi, deux séries de 10 par jour). Puis, en reprenant le sport, j'ai privilégié les exercices pour les pectoraux (rameur, pompes). »

Je mise sur le froid

Pourquoi ? Au contact du froid, les parois des vaisseaux sanguins qui irriguent la poitrine et les fibres des tissus de la peau sont tonifiées. Résultat : un bel effet push-up !

Le témoignage d'Ariane, 28 ans

« Dès la fin de mon allaitement, j'ai opté pour la fermeté par le froid. Après le bain, je passais un jet d'eau froide en petits cercles sur ma poitrine pendant environ une minute. Mon buste était plus fier ! »

Je triche

Pourquoi ? Il existe des accessoires conçus pour les mamans complexées par leurs nénés… Ce serait bête de ne pas en profiter !

Le témoignage d'Elyane, 33 ans

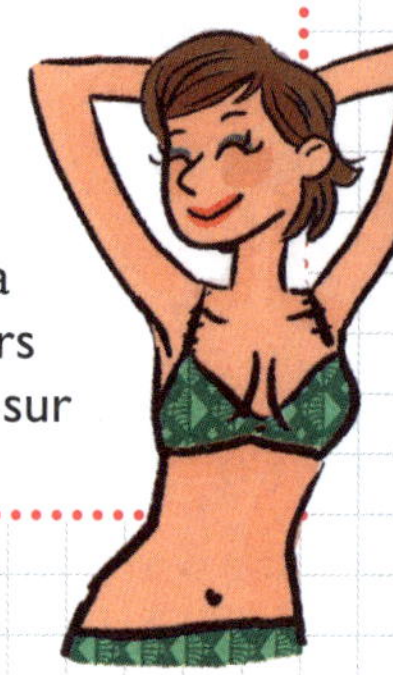

« Après mes grossesses, ma poitrine n'a pas échappé à l'effet "gant de toilette". Ma solution : investir dans plusieurs soutiens-gorge rembourrés sur le dessus ! »

Je m'accepte comme je suis

Pourquoi ? Avoir un corps qui évolue est aussi le signe qu'on a accompli la plus belle chose qui soit : devenir maman ! Il y a de quoi en être fière.

Le témoignage de Katrin, 34 ans

« Après mes deux enfants, mes seins ont rétréci. Complexée, j'ai pensé à la chirurgie, puis j'en ai parlé à ma psy, qui m'a fait voir la situation d'un autre œil : mes seins "fonctionnent" (j'ai pu allaiter parfaitement). Cela m'a donc semblé plus réjouissant que n'importe quel 90 D offert par un chirurgien. »

SOS peau en détresse : mes recettes magiques pour maman exténuée !

Adieu votre mine resplendissante de la grossesse ! Depuis l'accouchement, les hormones ont disparu, votre peau est terne, elle tiraille et parfois – horreur ! – vos petites imperfections refont surface. Mais voilà, avec votre bambin qui vous accapare et la fatigue qui s'accumule, vous avez lâché l'affaire. La solution : un rituel beauté en cinq recettes à faire à partir de vos fonds de placard (ou presque) !

Le liniment oléocalcaire

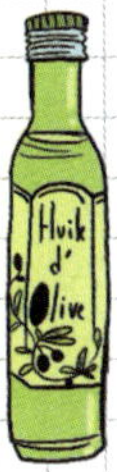
Huile d'Olive

Pourquoi c'est magique : utiliser un bon démaquillant matin et soir permet d'éviter des pores asphyxiés et un teint brouillé, tout en préparant la peau au soin ou au maquillage. Le liniment oléocalcaire, qui remplit parfaitement cette mission, sert aussi pour le change de bébé, pour protéger les seins pendant l'allaitement et pour apaiser l'eczéma.

Les ingrédients : 500 g d'eau de chaux + 500 g d'huile d'olive bio.

La recette

- Versez l'eau de chaux et l'huile d'olive dans un blender.
- Mélangez jusqu'au blanchiment.
- Réchauffez au bain-marie pendant 5 minutes.
- Versez dans un flacon opaque et conservez pendant 1 mois.
- Utilisez la solution avec un coton démaquillant, sans rinçage.

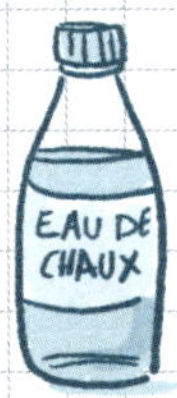
EAU DE CHAUX

Le nettoyant à l'amande douce

Pourquoi c'est magique : apaisant, hydratant et antibactérien, il nettoie en profondeur et donne un coup d'éclat à toutes les peaux fatiguées.

Les ingrédients : 120 g de savon de Marseille liquide + ½ c. à s. d'huile d'amande douce + 160 ml d'eau distillée ou filtrée + huiles essentielles d'ylang-ylang (10 gouttes), de patchouli (6 gouttes) et de citronnelle (4 gouttes).

La recette

- Mélangez l'huile d'amande et le savon dans un flacon à pompe.
- Incorporez les huiles essentielles, et finissez par l'eau.
- Utilisez ce nettoyant à la place de votre savon habituel, puis rincez.

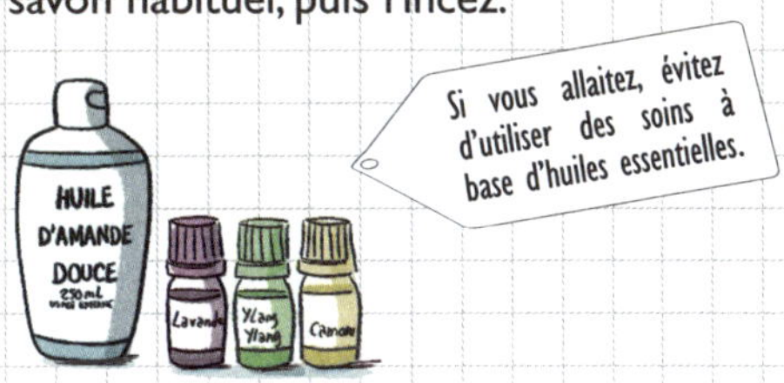
Si vous allaitez, évitez d'utiliser des soins à base d'huiles essentielles.
HUILE D'AMANDE DOUCE
250mL
Lavande
Ylang Ylang

Les tampons à la camomille

Pourquoi c'est magique : non seulement, ils effacent les cernes et diminuent les poches, mais ils vous permettent en plus de mieux dormir si vous buvez, le soir, leur infusion. Malin !

Les ingrédients : 2 sachets d'infusion bio à la camomille, de l'eau.

La recette

- Faites infuser les sachets pendant 3 minutes dans de l'eau bouillante.
- Laissez-les refroidir pour qu'ils soient à température ambiante.
- Appliquez un sachet sur chaque œil et recouvrez d'une serviette humide.
- Laissez les sachets posés pendant 15 minutes, en sirotant votre tisane.

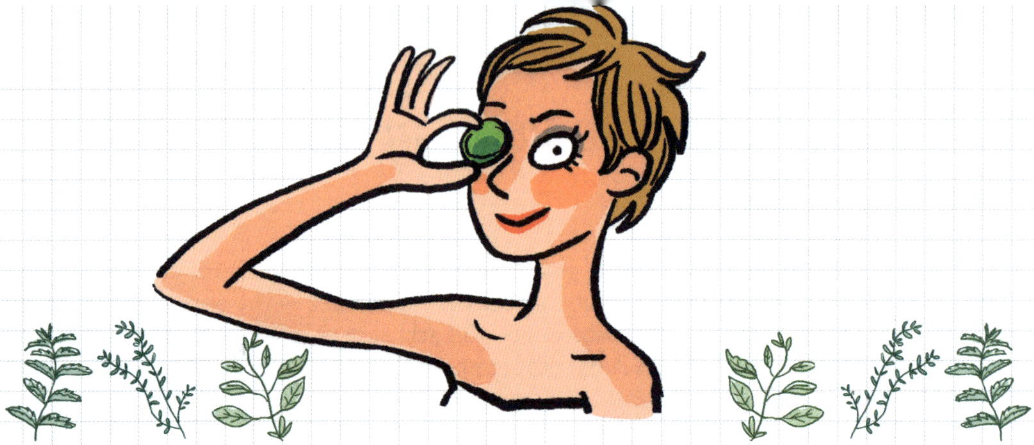

Le masque au café et au cacao

Pourquoi c'est magique : rien de tel que la caféine pour réveiller un teint… éteint, quel que soit le type de peau !

Les ingrédients : 4 c. à s. de cacao non sucré (type Van Houten®) + 4 c. à s. de grains de café moulus (ou de café expresso) + 8 c. à s. de crème épaisse ou de yaourt nature + 2 c. à s. de miel (pour les peaux sèches) ou 2 c. à s. de jus de citron (pour les peaux mixtes). Si votre peau est très sèche, remplacez le laitage par de l'huile d'amande douce ou de noix de coco.

La recette

- Mettez le cacao et le café dans un bol.
- Ajoutez le laitage ou l'huile.
- Incorporez à la pâte obtenue le jus de citron ou le miel (préalablement chauffé au micro-ondes).
- Appliquez sur le visage jusqu'à ce que le masque sèche, puis rincez délicatement à l'eau chaude.
- Gardez l'excédent au réfrigérateur ; il se conservera pendant une semaine.

La lotion au vinaigre de cidre

Pourquoi c'est magique : l'acidité du vinaigre permet de réguler le pH de la peau. Particulièrement adapté pour les mamans qui ont la peau qui brille ou des petits boutons malvenus, ce tonifiant permet aussi d'exfolier les peaux normales à sèches. Bref, du pain bénit pour tout le monde !

Les ingrédients : 60 ml de vinaigre de cidre non filtré bio + 120 ml d'eau distillée + 10 gouttes d'huile essentielle de lavande (pour tous les types de peau) ou 10 gouttes d'huile essentielle d'encens (pour les peaux à tendance acnéique).

La recette

- Mélangez l'eau et le vinaigre.
- Ajoutez l'huile essentielle choisie.
- Versez dans un flacon en verre et appliquez matin et soir avec un coton.
- Conservez le flacon à température ambiante.

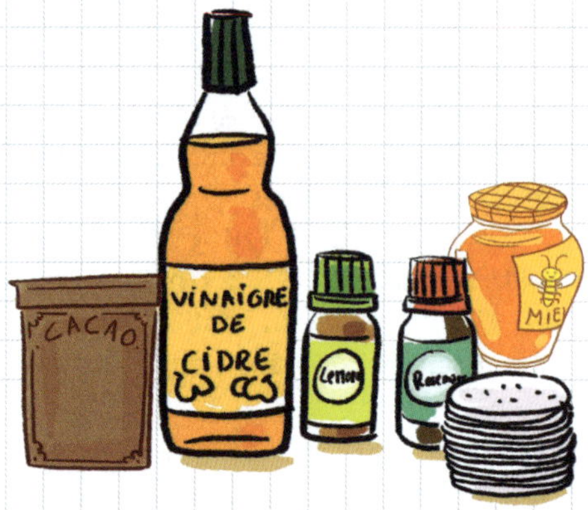

Je prends soin de ma chevelure

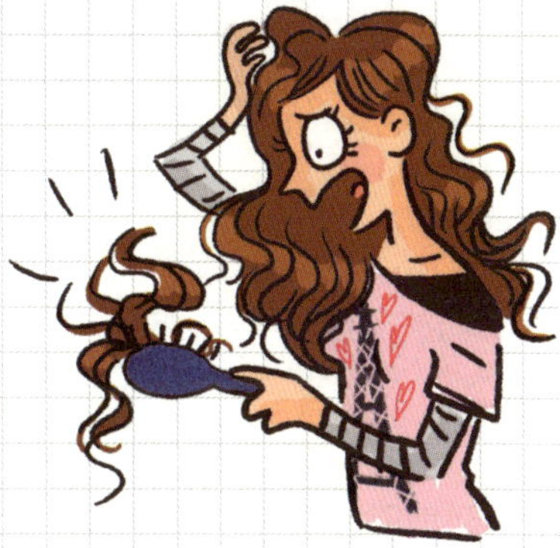

Ils étaient forts, ils étaient beaux, ils sentaient presque le sable chaud… Pendant la grossesse, vos cheveux étaient dignes d'une pub pour un shampooing, mais ils ont commencé à tomber par poignées du jour au lendemain après la naissance. Heureusement, quelques gestes simples vous permettront d'éviter de vous arracher les cheveux (qui vous restent) face au miroir…

L'effluvium télogène du post-partum, quèsaco ?

Il s'en est fallu d'un cheveu, mais voilà, comme une maman sur trois, vos cheveux ont commencé à tomber en masse entre 2 et 4 mois après l'accouchement. En cause, les hormones, évidemment ! Pendant la grossesse, les œstrogènes et la progestérone allongent la période de pousse des cheveux, limitent leur chute et augmentent le volume des fibres capillaires. Résultat : une tignasse de championne ! Avec la désimprégnation hormonale, le cycle de vie normal des cheveux reprend son cours, et les tifs, restés jusque-là bien enracinés, tombent en cascade pendant 6 à 12 semaines.

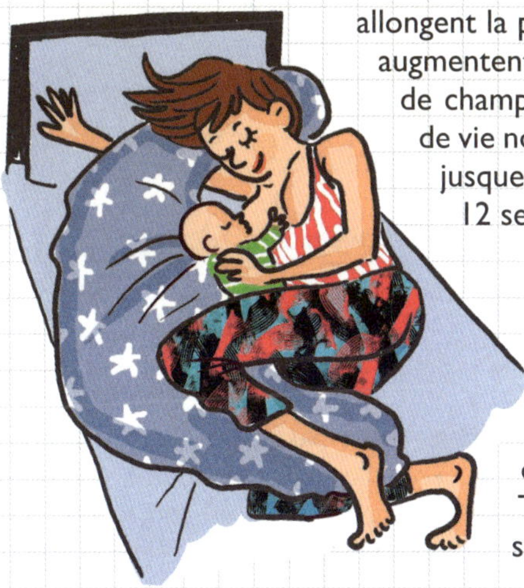

J'allaite à tous crins

L'allaitement freine la désimprégnation hormonale. Si vous souhaitez garder votre chevelure de rêve quelques mois de plus, rien ne vaut une bonne tétée ! Toutefois, une fois votre bébé sevré, fin du miracle, vous serez confrontée au même effluvium.

Je me concocte des petits plats au poil

Pour retrouver de beaux cheveux, choisissez vos repas avec précaution ! Au menu :

- ✔ **des aliments riches en vitamine B** (légumes secs, salades, brocolis, épinards), laquelle favorise le renouvellement des follicules pileux ;
- ✔ **des plats riches en soufre et en protéines** (crevettes, poulet, jaune d'œuf, lentilles), qui contribuent à la fabrication de la kératine ;
- ✔ **des mets riches en fer** (palourdes, porc, agneau, haricots blancs, sésame). À consommer surtout si vous êtes sujette aux carences.

Si une alimentation équilibrée suffit généralement à vous permettre de retrouver une belle chevelure, votre praticien pourra au besoin vous prescrire une complémentation orale (en magnésium, par exemple, pour un effet antifatigue). N'hésitez pas à lui en parler !

J'arrête de me faire des cheveux blancs

Pas de panique face à votre brosse anormalement poilue ! En effet, l'effluvium est un phénomène naturel qui se régule de lui-même, généralement au bout de 2 à 3 mois. Le stress et la fatigue excessive pouvant venir accentuer le phénomène, votre mot d'ordre doit être de rester zen. Et notez que, dès le retour de couches, votre gynécologue ou votre sage-femme pourront vous prescrire une contraception hormonale qui favorisera le retour à la normale de votre crinière.

Je brosse mes cheveux dans le sens du poil

Vos cheveux sont en berne ? Il faut leur donner les moyens de reprendre du poil de la bête ! Pendant quelques semaines, veillez à multiplier les petites attentions.

- ✔ Avant tout, évitez les colorations, les traitements capillaires agressifs ou les brossages trop énergiques.
- ✔ Ensuite, nettoyez vos cheveux avec un shampooing doux et/ou antichute.
- ✔ Enfin et surtout, offrez-vous un traitement local à base de vitamines B5, B6 et B8. Votre objectif : stimuler la microcirculation du cuir chevelu et renforcer la fibre capillaire.

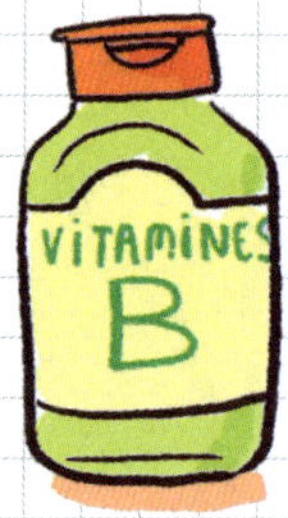

Je suis de mèche avec mon dermato

Si la chute de vos cheveux persiste au-delà de 3 mois, filez chez le dermatologue. Il pourra vous prescrire un bilan sanguin pour identifier un éventuel problème de thyroïde ou une carence en fer. Et là encore, haut les cœurs : un traitement adapté (fer, cuivre, acide folique, vitamines, biotine) vous permettra de retrouver rapidement une chevelure de rêve !

Ongles, dents : attention après l'accouchement !
Après la naissance, les ongles peuvent être friables et cassants à cause d'une carence en sels minéraux. Les dents, quant à elles, présentent plus de risques d'être cariées, vos réserves en calcium et en magnésium n'étant pas encore reconstituées. Vous avez remarqué de fines stries sur vos ongles, avez mal aux dents ? Prenez rapidement rendez-vous chez votre praticien pour faire un bilan : vitamines et minéraux seront peut-être nécessaires.

Chapitre 3

Mon programme minceur

Ça y est, votre corps a eu le « repos post-partum » qu'il méritait, vous avez (presque) retrouvé votre périnée de jeune fille… Il est temps de vous remettre au sport avec, en filigrane, un objectif : retrouver une silhouette aussi belle, voire encore plus, qu'avant votre grossesse.

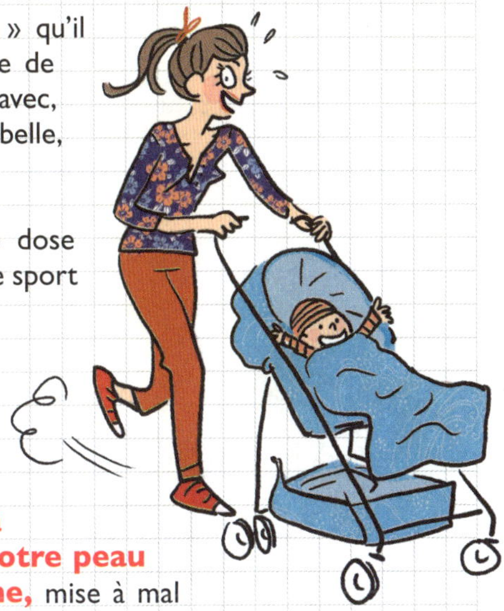

La recette gagnante pour y parvenir : une bonne dose d'exercices à faire à la maison, une once de séances de sport en extérieur et une pincée de réflexes bien-être !

Avant tout, pour commencer à faire fondre vos petites rondeurs disgracieuses, faites monter la température en adoptant un programme ciblé de renforcement musculaire. Chaque jour, consacrez ainsi **10 minutes à travailler vos abdos, à sculpter vos hanches, à faire disparaître votre peau d'orange et à « redensifier » votre poitrine,** mise à mal durant la grossesse et l'allaitement.

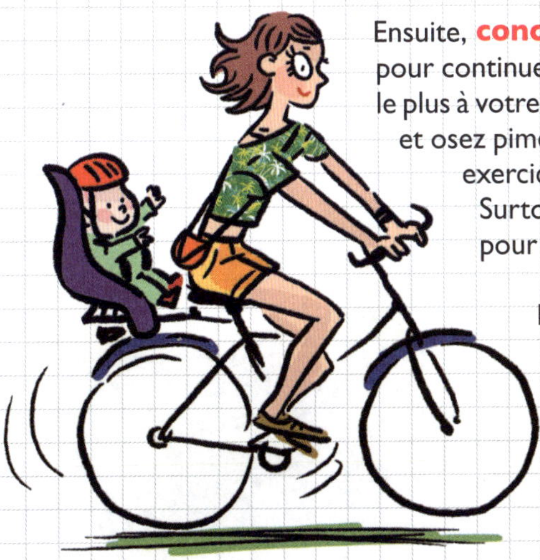

Ensuite, **concoctez-vous un programme personnalisé** pour continuer à vous dépenser en extérieur. Choisissez le sport le plus à votre goût, transpirez en vous mettant à la gym-poussette et osez pimenter vos heures de travail au bureau avec quelques exercices ciblés que vos collègues ne sauront pas repérer. Surtout, n'oubliez pas de finir sur une touche de douceur, pour conserver l'envie de l'effort !

Enfin, ne vous démotivez pas trop vite si vous faites un petit écart dans votre programme de remise en forme… Découvrez plutôt le menu des activités qui brûlent des calories l'air de rien et, au besoin, renseignez-vous sur les méthodes alternatives pour mincir sans trop d'effort ! À utiliser avec parcimonie, évidemment !

Quand reprendre une activité sportive après l'accouchement ?

Vous voulez vous débarrasser de vos petits kilos de grossesse ? C'est tout à votre honneur, mais sachez qu'il y a le bon moment et la bonne manière de recommencer à vous défouler !

Quel est le bon moment pour reprendre une activité physique après l'accouchement ?
L'avis de l'expert, Véronique de La Cochetière, sage-femme

Qu'on ait été sportive ou non avant la grossesse, qu'on ait eu un accouchement par voie basse ou par césarienne, la règle est la même : il faut avoir fini la rééducation du périnée avant de recommencer une activité physique, surtout si elle mobilise fortement la zone abdominale (fitness…). L'objectif : éviter les fuites urinaires (ou pire), notamment lors de la prochaine grossesse.
Cependant, il ne faut pas rester sans bouger durant les 3 premiers mois après la naissance. Certaines activités peuvent être reprises quasiment tout de suite après la naissance. Il n'y a, par exemple, aucune contre-indication à retourner à la piscine. Il ne faut pas non plus hésiter à sortir tous les jours avec bébé, pour s'aérer un peu et, ainsi, éviter tout risque de phlébite induite par des postures statiques prolongées.

Pour reprendre doucement une activité physique avant la fin de la rééducation du périnée :

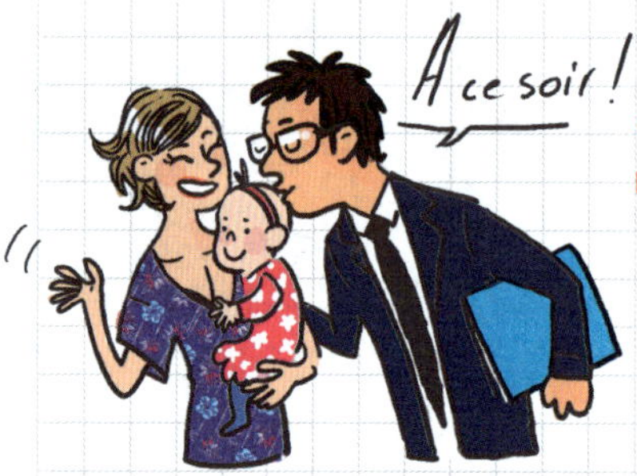

- **Augmentez progressivement la durée de vos marches** avec votre bébé. Commencez le premier jour par 15 minutes, puis 30 minutes le deuxième… Attention, ce n'est qu'au bout de 10 jours que vous pourrez marcher avec votre bébé plus d'une heure d'affilée !

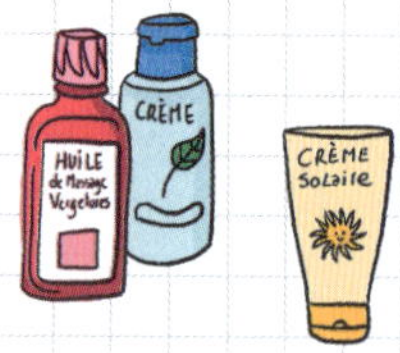

- **Gambadez, si possible, avec des talons de 2 à 3 centimètres** (chaussures légèrement compensées ou baskets de jogging). Leur utilité ? En vous obligeant à tenir la colonne vertébrale droite, ils favorisent le travail de l'arrière du corps et du périnée.

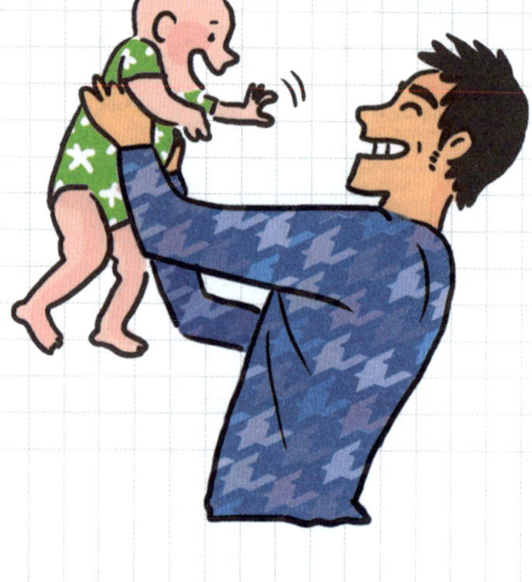

- **Ne portez jamais un poids plus lourd que votre bébé,** même si vous commencez à vous sentir en confiance. Si vous portez déjà votre enfant, déléguez vos autres charges à monsieur !

8 règles d'or pour reprendre le sport après l'accouchement… en toute sérénité !

Vos baskets sont déjà dans votre sac, votre serviette de sport ne demande qu'à être mouillée, bref, vous êtes dans les starting-blocks… Avant de plonger dans le grand bain, il y a néanmoins quelques règles à respecter.

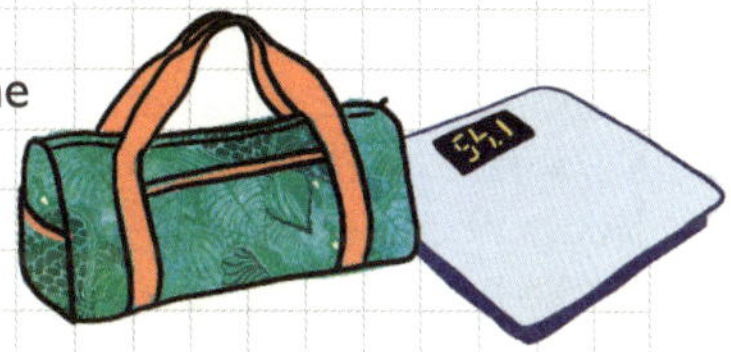

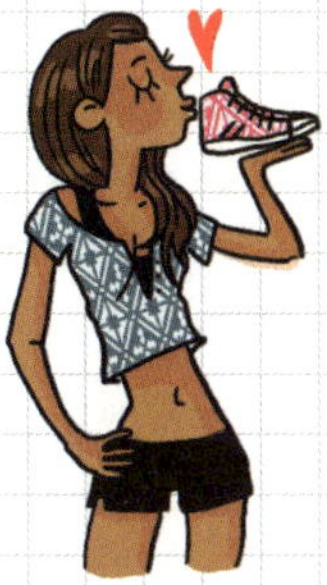

Je mouille le maillot au bon moment

Si les professionnels de santé conseillent généralement d'attendre la fin de la rééducation du périnée pour reprendre un sport intensif, vous pouvez vous remettre aux sports doux (natation, yoga…) plus tôt. Seule condition à la reprise : avoir le « go » de votre corps ! Si vous avez encore des saignements ou si les fils de l'épisiotomie ne se sont pas encore résorbés, cela signifie qu'il est trop tôt.

Je n'oublie pas que je trempe dans les hormones

Il n'y a pas que la zone périnéale qui est chamboulée par la grossesse. Les ligaments, assouplis par l'imprégnation hormonale, restent fragiles pendant environ 6 semaines après la naissance. Mieux vaut par conséquent éviter certaines activités qui les sollicitent beaucoup, comme le vélo…

Je fonds par paliers

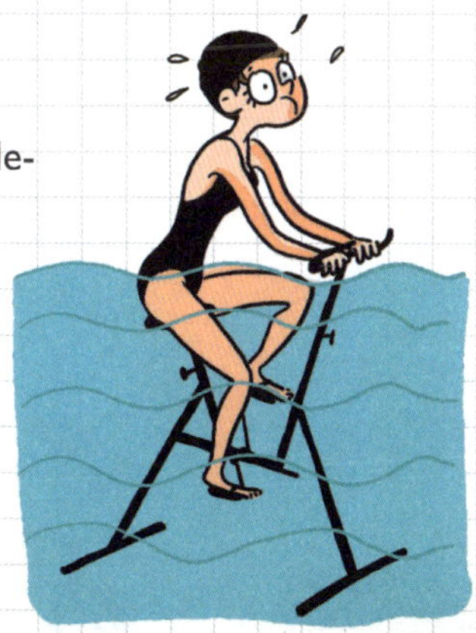

On ne reprend pas le sport de la même manière si l'on a pris seulement 10 petits kilos pendant la grossesse ou bien si la balance affiche « poids de forme + 25 kg ». Vous avez pris beaucoup de poids en attendant votre bébé ? Il va falloir faire particulièrement attention à vos articulations. Commencez par la pratique d'un sport doux, idéalement en piscine (natation, aquagym, aquabiking…). Une fois que vous aurez perdu quelques kilos, vous pourrez passer à un sport plus intense (course à pied, fitness…).

Je brasse toutes les zones sensibles

Si le sport que vous avez choisi ne fait pas spécifiquement travailler les zones sensibilisées par la grossesse (vélo, course…), veillez à compléter vos séances par des exercices ciblés sur les abdos, les lombaires ou encore la poitrine. L'objectif est de rétablir votre équilibre musculaire pour éviter les petits bobos à long terme (voir p. 28-30).

Je ne me mets pas la pression

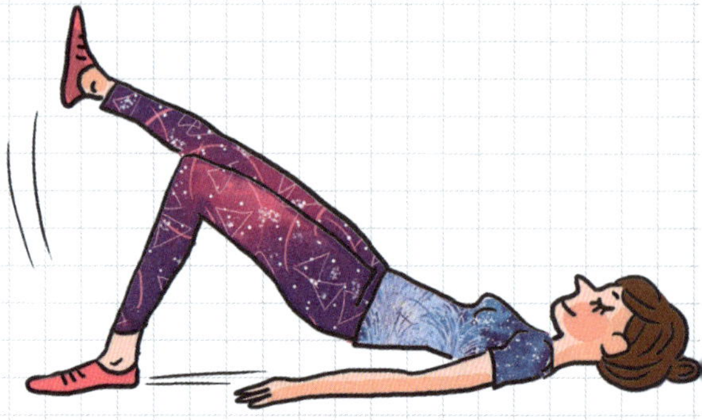

Oubliez toutes ces vedettes qui exhibent leurs tablettes de chocolat six jours après l'accouchement ! Rappelez-vous plutôt l'adage (plein de bon sens) de nos grands-mères selon lequel, s'il a fallu 9 mois pour prendre du poids, il faudra 9 mois pour le perdre ! En un mot : inutile de vous mettre la pression en cherchant à perdre vos kilos trop rapidement.

Je ne nage pas entre deux eaux si j'allaite

Il n'y a aucune contre-indication à la reprise du sport quand on allaite (voir encadré ci-contre). Toutefois, veillez à investir dans un soutien-gorge adapté ainsi qu'à privilégier la tétée ou à tirer votre lait avant la séance, histoire d'éviter quelques désagréments lactés pendant votre cours de gym !

Sport et allaitement : allez-y les yeux fermés… ou presque !
Vous pouvez continuer à donner le sein et vous remettre à suer sans inquiétude, à condition de respecter quelques précautions.
- Évitez les sports stressants (squash…) et privilégiez les activités douces. Le fait d'être sereine facilitera les mises au sein !
- Limitez les efforts trop intenses, ils favorisent la production d'acide lactique : ce dernier peut altérer le goût du lait, ce qui ne conviendra pas forcément à votre bébé.

Je surveille les tendinites

Les jeunes mamans sont particulièrement sujettes aux tendinites au niveau des poignets ou des coudes. En cause, les efforts fournis pour porter leur bébé, mais aussi l'allaitement. Vous sentez des douleurs lancinantes dans le coude, l'avant-bras ou le poignet ? Consultez un thérapeute avant de continuer vos entraînements. Au quotidien, veillez à porter votre bébé des deux bras, à surveiller votre posture et à utiliser une écharpe ou un porte-bébé lorsque vous êtes fatiguée.

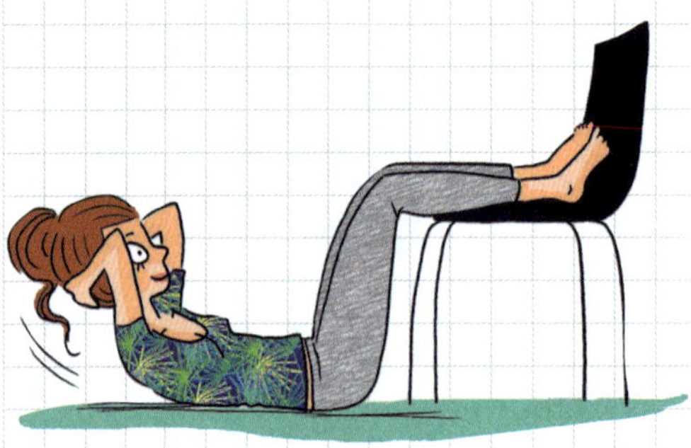

J'inonde mon praticien de questions

Vous avez des doutes ou des appréhensions sur la reprise du sport ? L'entretien postnatal avec votre sage-femme ou votre gynécologue (voir p. 10) est également l'occasion d'aborder les questions que vous vous posez sur votre remise en forme. Profitez-en !

Je me motive : astuces de mamans pour remettre le pied à l'étrier

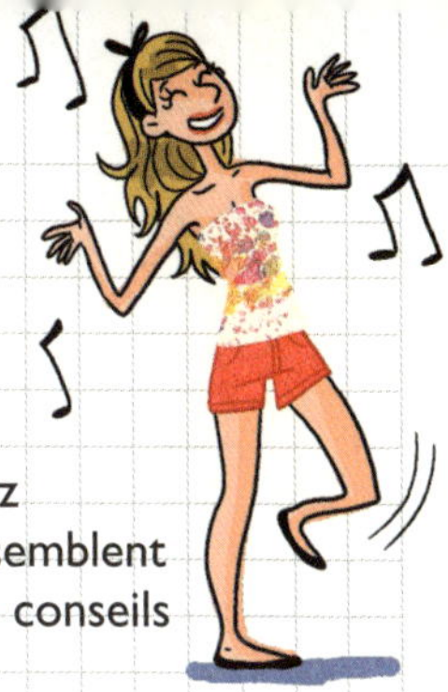

Vous trouvez que votre bébé est encore trop petit ? Vous ne vous sentez pas prête ? Quand on vous parle de sport, toutes les excuses vous semblent bonnes pour qu'on vous lâche la bride. Besoin de motivation ? Quelques conseils de mamans pour gagner vos galons de sportive.

Je m'attelle à me retrouver

Le témoignage de Cécile, 31 ans

« Pour mes deux enfants, j'ai eu le même déclic vers 4 mois : il fallait que je me retrouve. Le fait de me remettre au sport était le moyen de faire quelque chose pour MOI. J'ai donc pris 3 heures de cours de gym à horaires fixes. C'était MON moment, mon homme le savait, et il était là pour gérer tout le reste ! »

Je trouve le bon sport avant de me lancer à bride abattue

Le témoignage de Charlotte, 28 ans

« Après mes grossesses, j'ai testé pas mal de choses : salle de gym, running… Sans succès ! Finalement, j'ai compris qu'il me fallait un sport défouloir, que je puisse pratiquer avec une amie. Résultat : en me mettant à la zumba, je suis restée motivée ! »

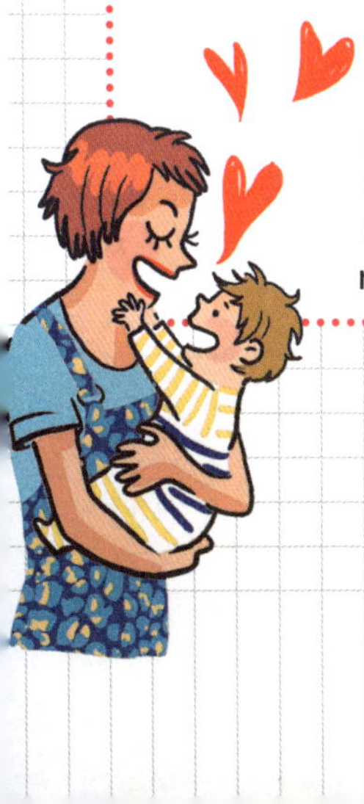

Je tiens les rênes de mon bien-être

Le témoignage d'Iman, 23 ans

« J'étais un peu anxieuse à l'idée de me remettre au sport. Ce qui m'a convaincue ? La perspective de me réapproprier mon corps, de l'avoir pour moi toute seule. La reprise de la danse m'a surtout permis de mener une réflexion sur moi et ma nouvelle identité de femme et de mère… »

Je ne m'éloigne pas de mon poulain

Le témoignage de Myriem, 25 ans

« En l'absence du papa, j'ai dû me débrouiller pour me remettre au sport avec ma fille. J'ai commencé par des séances de rééducation du périnée chez une sage-femme qui acceptait la présence des bébés, puis j'ai continué la gym abdominale avec elle. »

Je commence au pas…

Le témoignage de Claire, 24 ans

« Même si je faisais beaucoup de running avant mon bébé, j'ai vite senti qu'il fallait que je revoie mes habitudes. J'ai donc repris le sport en douceur, par sessions de 30 minutes, avant d'augmenter l'intensité de mon programme. Ça a été beaucoup plus efficace ! »

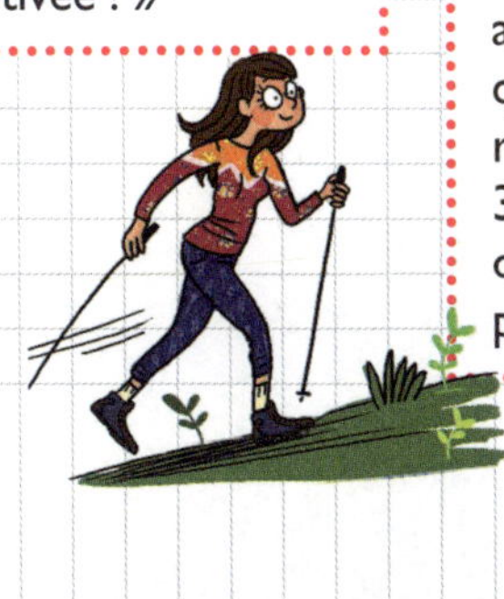

2 exercices en 10 minutes chrono pour retrouver un ventre plat

Pour retrouver la ligne en douceur, pas besoin de vous épuiser. Votre seule mission : adopter le programme sportif adapté à vos impératifs de jeune maman, concocté par Peggy Lafargue, coach sportif chez Neoness.
Vous les avez tellement côtoyés que vous leur avez presque donné un surnom… Pourtant, vos petits bourrelets sont condamnés à disparaître grâce à ces deux gestes simples !

L'avis de la coach
Cet exercice est particulièrement recommandé aux femmes qui se remettent tout juste au sport. S'il a l'air simple à première vue, il est en fait idéal pour travailler les muscles profonds des abdominaux. Deux impératifs, toutefois, pour qu'il soit efficace : adoptez une respiration profonde et contrôlée, et concentrez-vous bien sur le maintien de la zone du nombril.

La respiration profonde

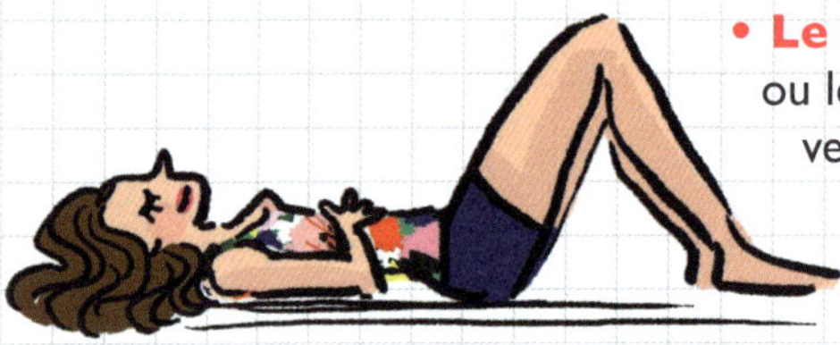

• **Le bon geste :** allongée sur le dos, les pieds au sol ou les genoux à 90 degrés, placez vos mains sur votre ventre. Inspirez puis expirez lentement, en maintenant le nombril.
• **Le bon rythme :** faites 2 ou 3 séries de 10 respirations.

L'avis de la coach
Pour que l'exercice puisse solliciter efficacement les muscles de la ceinture abdominale, veillez à toujours bien garder le dos plaqué au sol.

Abdos, allez-y mollo !
Soyez très vigilante quand vous commencez à travailler la sangle abdominale, particulièrement mise à mal par la grossesse. À bannir : les crunchs ou les exercices de gainage, trop intenses pour ces premières semaines de récupération.

Le Pilates spécial « ventre plat »

• **Le bon geste :** allongez-vous sur le dos, jambes fléchies. Inspirez à fond et décollez la jambe droite. Expirez à fond et décollez la jambe gauche. Renouvelez l'exercice en sens inverse afin de reposer les deux pieds au sol.
• **Le bon rythme :** 2 ou 3 séries de 10 répétitions, à adapter en fonction de votre forme du moment.

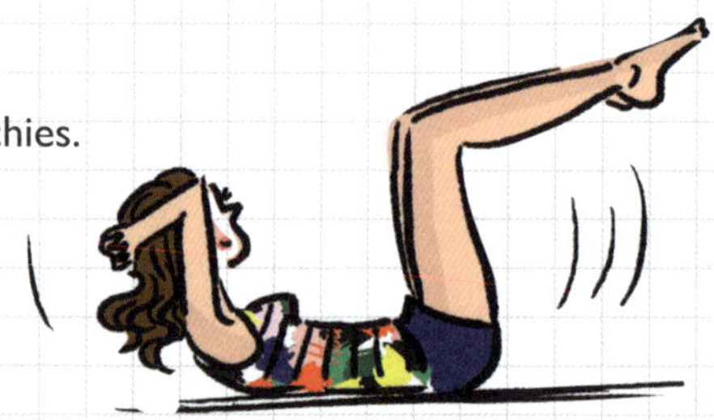

3 exercices pour vous offrir un fessier et des cuisses en béton

De jolies fesses bien galbées sur des jambes de gazelle ? C'est possible… à condition de ne pas vous asseoir sur les quelques efforts nécessaires.

L'avis de la coach
Cet exercice est parfait pour faire travailler les petits et les moyens fessiers.
L'alternative, plus difficile : réalisez le même mouvement jambe tendue devant vous et pointe du pied légèrement en dedans.

Les relevés de hanche

- **Le bon geste :** allongée sur le côté, repliez les jambes à 90 degrés. Levez la jambe du dessus (toujours fléchie) à hauteur de hanche sur l'inspiration et redescendez dans la position d'origine sur l'expiration.
- **Le bon rythme :** 3 séries de 15 à 20 mouvements.

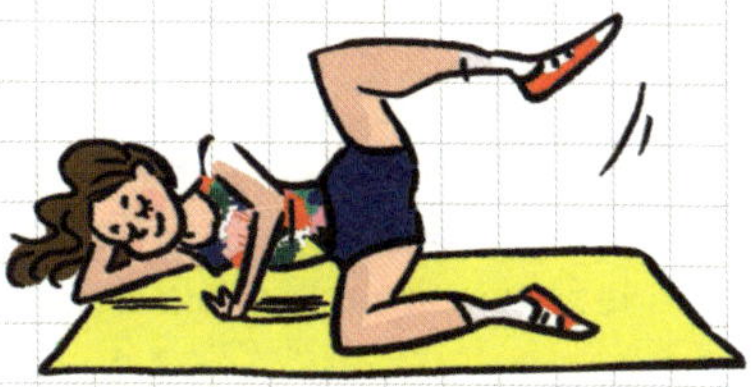

L'avis de la coach
Pour renforcer les ischio-jambiers, vous pouvez également réaliser ce même exercice en fléchissant la jambe qui travaille, le talon vers le plafond.

Le travail du grand fessier

- **Le bon geste :** mettez-vous à quatre pattes en veillant bien à ne pas relâcher votre ventre. Maintenez un genou au sol. Montez la jambe opposée bien tendue sur l'inspiration et redescendez-la dans sa position initiale sur l'expiration. Rien de tel pour faire travailler le grand fessier…
- **Le bon rythme :** 3 séries de 15 à 20 mouvements.

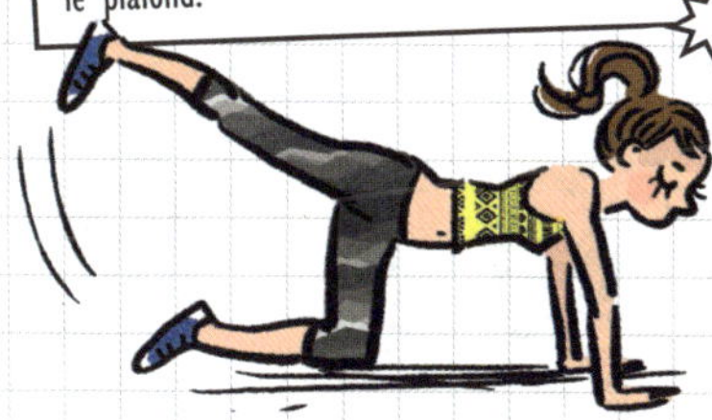

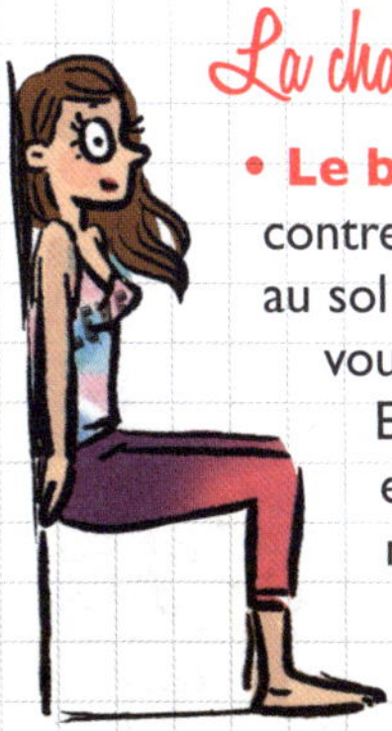

La chaise

- **Le bon geste :** installez-vous dos plaqué contre un mur, genoux à 90 degrés et pieds au sol bien parallèles, comme si vous veniez vous asseoir sur une chaise imaginaire. Engagez bien les abdominaux, inspirez et expirez profondément en maintenant la position pendant 15 secondes.
- **Le bon rythme :** 6 à 8 séries de 15 secondes.

L'avis de la coach
Si l'exercice devient trop facile, n'hésitez pas à prolonger la durée de l'immobilisation. Passez à 30 secondes dès que vous vous en sentez capable !

3 exercices pour récupérer une poitrine de jeune fille

Pendant des mois, vous les avez regardés avec satisfaction, mais voilà… depuis quelques semaines, vos seins connaissent un deuxième effet « kiss cool » moyennement sympa : ils s'affaissent… La solution : travaillez vos pectoraux 5 minutes par jour, jusqu'à obtention du résultat voulu.

L'avis de la coach
Après un accouchement, lorsqu'on (re)commence à faire des pompes, quelques précautions s'imposent. Veillez à ne jamais vous mettre en appui sur les pieds pour éviter de trop solliciter le ventre. La solution, si l'exercice vous semble vraiment difficile, est de placer les genoux en dessous des hanches pour réaliser vos pompes à quatre pattes, ou presque.

Les pompes

- **Le bon geste :** placez-vous bras tendus, face au sol, en appui sur les genoux. Baissez la poitrine à hauteur de coude en inspirant. Repoussez en expirant !
- **Le bon rythme :** 2 ou 3 séries de 10 mouvements… si vous vous en sentez la force !

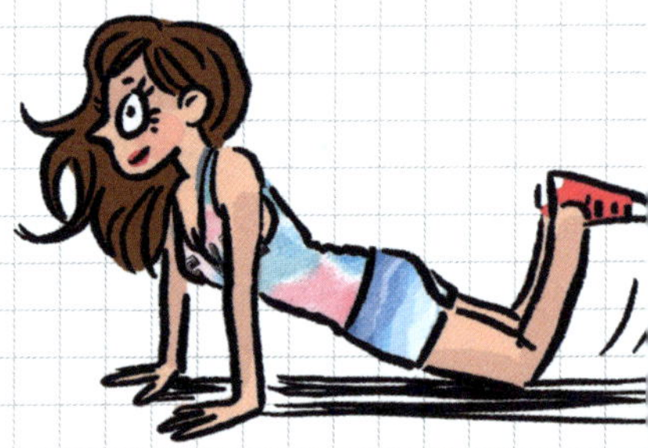

L'avis de la coach
Vous pouvez ajouter une variante à cet exercice pour le compléter : les coudes resserrés et pliés à angle droit à hauteur d'épaule, poussez une seule bouteille vers le haut.

L'exercice de la bouteille

- **Le bon geste :** remplissez deux bouteilles d'un demi-litre d'eau (ou utilisez des petits haltères), puis placez-vous debout, les jambes écartées de la largeur du bassin et les genoux légèrement fléchis. Prenez une bouteille dans chaque main et écartez les coudes à angle droit, à hauteur d'épaule. Refermez puis ouvrez les coudes devant vous, à hauteur de votre visage.
- **Le bon rythme :** 3 séries de 20 mouvements.

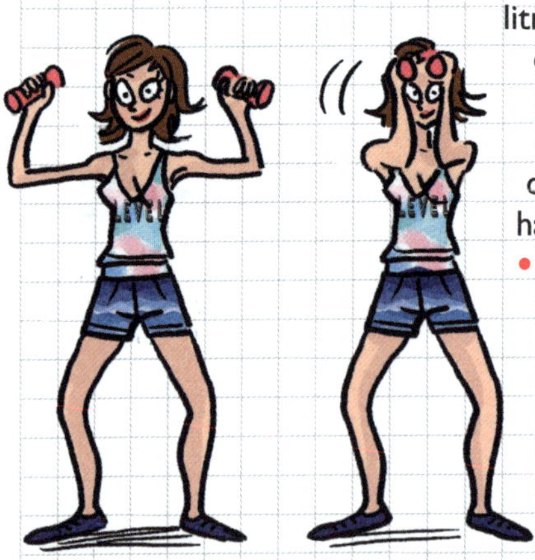

L'avis de la coach
Cet exercice est particulièrement efficace pour faire travailler la partie supérieure des pectoraux. Ne le négligez pas !

L'exercice du ballon

- **Le bon geste :** prenez un ballon (type ballon de foot) entre vos mains au niveau du torse et serrez-le par petits mouvements rapides.
- **Le bon rythme :** 3 séries de 20 mouvements.

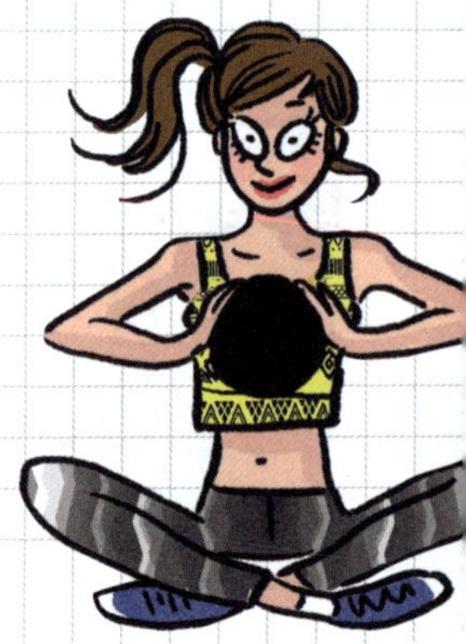

Test : je choisis le sport qui me convient vraiment

La rééducation du périnée est terminée, il est temps de sortir et d'aller explorer le joli monde de la cuisse ferme et du ventre tonique ! Votre objectif minceur en extérieur : trouver une activité sur mesure que vous n'aurez pas envie de lâcher, passer du temps (sportif) avec votre bébé et vous (re)muscler discrètement au bureau. Rien que ça !

Pour tenir vos bonnes résolutions minceur, encore faut-il trouver LE sport qui vous donnera envie de persévérer. Vous n'avez pas encore découvert la perle rare ? Répondez à ces quelques questions…

Avant votre grossesse, le sport était pour vous…

■ Une source de bien-être.

▲ Un moment de partage entre amies sportives.

● Un moyen de découvrir de nouvelles sensations.

♦ Un grand défouloir.

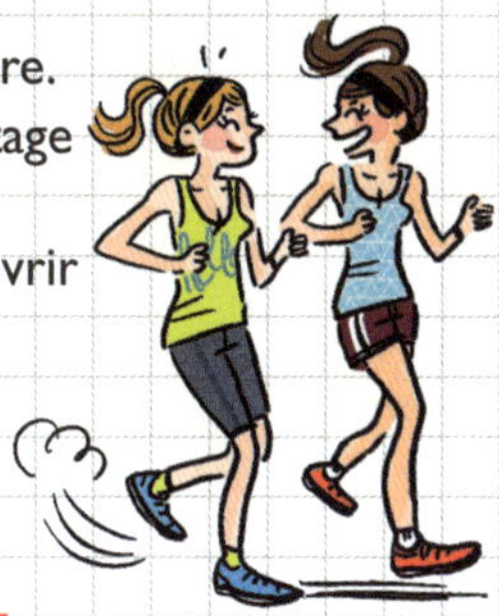

Une urgence se présente au bureau, vous vous dites…

■ « On va faire de notre mieux pour boucler le dossier, mais à l'impossible nul n'est tenu ! »

▲ « Comment je vais faire pour récupérer mon bébé à temps chez la nounou ? »

● « Y'a pas une appli pour gérer ça ? »

♦ « Quelqu'un aurait une blague pour détendre un peu l'atmosphère ? »

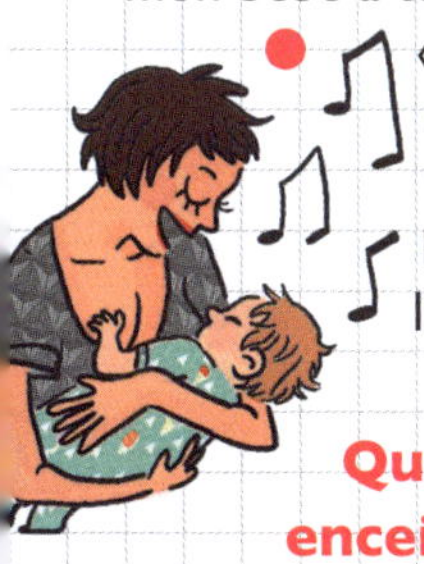

Quand vous étiez enceinte, côté sports, vous cherchiez plutôt à…

● Tester toutes les pratiques dédiées aux futures mamans. L'occasion ne se présente pas tous les quatre matins !

▲ Trouver LE programme qui vous permettrait de renforcer le lien maman-bébé.

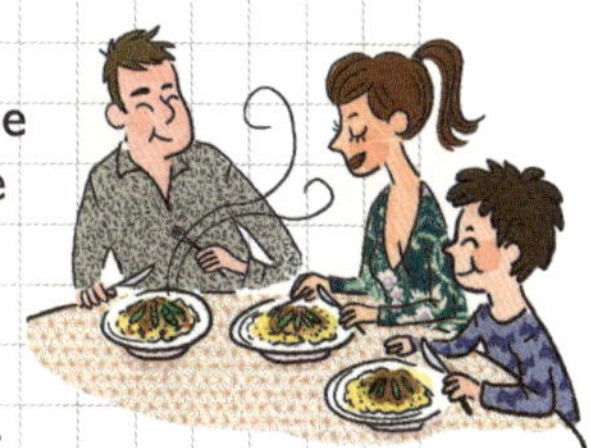

■ Opter pour l'entraînement qui vous semblait le plus cool, le moins contraignant.

♦ Pratiquer une activité fun, idéale pour oublier les petits aléas de la grossesse.

En cuisine, vous souhaitez plutôt…

▲ Faire plaisir aux gloutons qui partagent votre repas.

♦ Tester de nouvelles recettes, avec plus ou moins de succès.

■ Privilégier le plus pratique, quitte à décongeler un plat tout fait.

● Sortir votre ordinateur pour faire une commande sur allorestos.fr.

Si vous étiez un tube des années 1980, vous seriez :

▲ *Je te donne*, de Jean-Jacques Goldman.

♦ *Banana split*, de Lio.

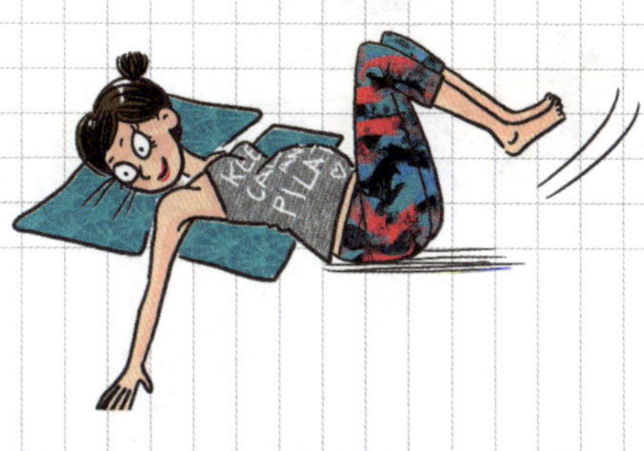

■ *Est-ce que tu viens pour les vacances*, de David & Jonathan.
● Les années 1980, c'est un peu trop ringard pour vous.

La perspective de vous remettre au sport après la naissance de votre bébé…

▲ Vous angoisse, vous ne savez pas comment vous allez gérer.
♦ Vous soulage, vous allez ENFIN pouvoir vous trémousser à nouveau.
● Vous excite, il y a tant de nouvelles choses à tenter !
■ Vous donne le sourire, vous serez contente de vous défouler… et de rentrer retrouver votre bébé.

La première chose que vous faites au réveil…

■ Vous vous étirez de tout votre long.
● Vous allumez la télé ou la radio pour écouter les infos.
♦ Vous chantez sous la douche.
▲ Vous récapitulez mentalement le programme de votre petite famille.

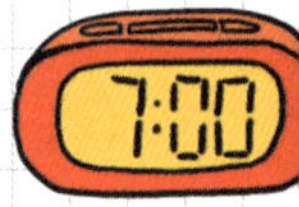

En sport comme en amour…

● Vous avez (eu) tendance à papillonner.
▲ Vous êtes d'une fidélité sans faille.
♦ Vous avez besoin de rires et d'imprévus pour entretenir la flamme.
■ Vous avez besoin de vous sentir en paix et en sécurité, pour en profiter.

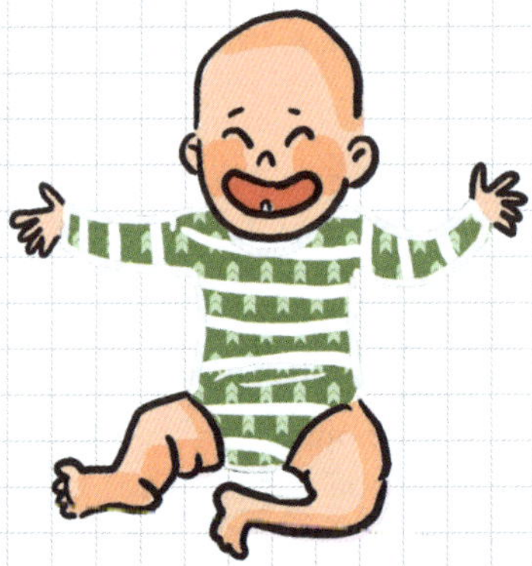

Faites vos comptes !

■	●	♦	▲

Vous avez un maximum de ■ : vous êtes une maman zen

Vous cherchez à mener une vie qui ne soit pas polluée par le stress ambiant, où vous et votre petite famille vous épanouissez dans un environnement calme et préservé. À cette fin, le sport est un outil parfait pour faire le plein d'énergie positive tout en perdant vos quelques kilos en trop. Les sports qui pourraient vous convenir : toutes les pratiques énergétiques adaptées aux jeunes mamans, comme le yoga postnatal, le body balance ou la gym douce. L'alternative : le renforcement musculaire doux (mais terriblement efficace), comme le Pilates postnatal.

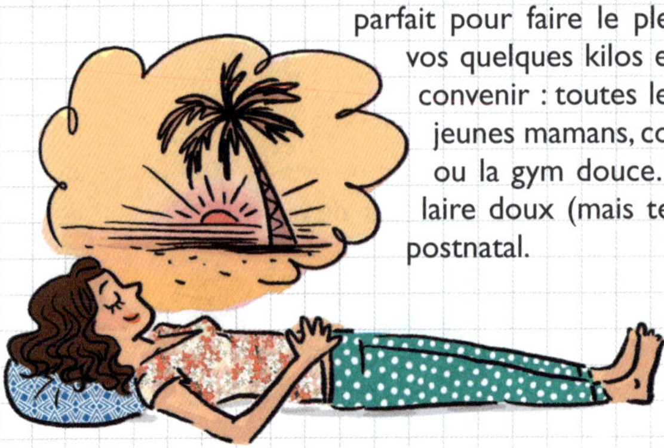

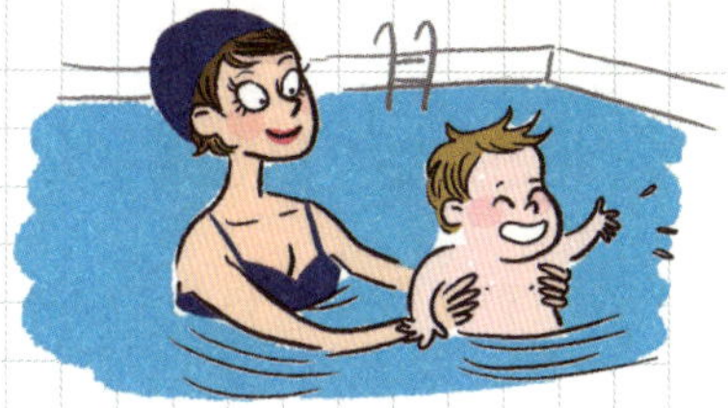

Vous avez un maximum de ▲ : *vous êtes une maman fusionnelle*

Vous avez toujours eu tendance à faire passer les autres avant vous. Évidemment, depuis que vous êtes maman, votre bébé est votre archi-priorité. Résultat : vous avez du mal à envisager les séparations, ne serait-ce que pour vous remettre au sport ! Pas de souci, il y a désormais pléthore de pratiques qui vous permettront de vous sentir belle sans lâcher votre bébé d'une semelle. À tester : le yoga maman-bébé, conseillé si vous avez besoin d'un coup de zen ; la danse maman-bébé, pour travailler la posture et le renforcement musculaire profond ; la gym-poussette, pour celles qui cherchent un entraînement plus cardio. L'alternative : pour commencer en douceur, inscrivez-vous aux bébés nageurs.

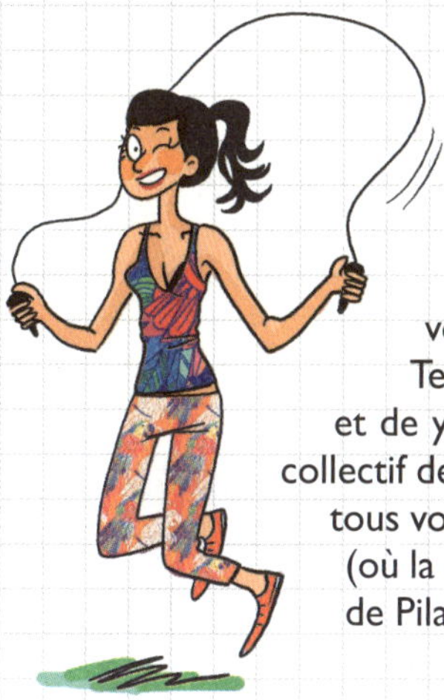

Vous avez un maximum de ● : *vous êtes une maman hype*

Au quotidien comme dans votre rôle de maman, vous aimez vous tenir au courant des dernières activités, tester les nouveautés et les tendances émergentes ! Pour vous remettre en forme, il vous faut donc un sport, encore confidentiel de préférence, qui assouvira vos folles envies de découvertes et d'émotions. Envie d'un sport zen ? Tentez le Pilates fusion, un savant mélange de barre au sol, de Pilates et de yoga. Adepte des salles de gym ? Optez pour le body walk, un cours collectif de remise en forme sur tapis roulant, ou le body sculpt, pour renforcer tous vos muscles trop flagada. Fan de sports plus punchy ? Le corde & punch (où la corde à sauter est reine) et le piloxing (mélange de danse, de boxe et de Pilates) ou la boxe française sont faits pour vous !

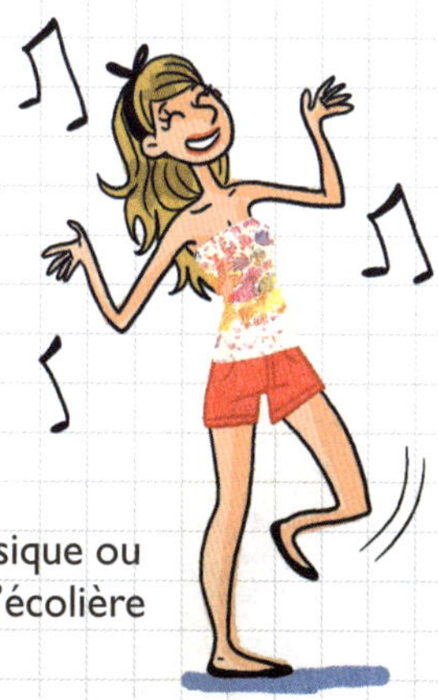

Vous avez un maximum de ♦ : *vous êtes une maman funky*

Vous êtes une éternelle optimiste, vous aimez rire, vous amuser et partager votre bonne humeur… Et cet état d'esprit n'a pas changé depuis que vous avez accueilli votre bébé ! Pour vous remettre en forme, il vous faut donc un sport qui vous donne la pêche ! Pour vous raffermir en gardant le sourire, laissez-vous tenter par la désormais mythique zumba, par le bokwa (son petit frère) ou encore par l'aquazumba, pour alléger vos jambes en piscine. Les alternatives : la gym suédoise (version classique ou clubbing) ou la hoop dance, pour ressortir votre vieux cerceau d'écolière du placard…

En balade avec bébé, je me mets à la gym-poussette

Il est temps de faire prendre l'air à votre bébé ! Chaussez vos baskets et faites fondre vos petits kilos en trop avec ce programme sportif à faire en tandem.

De la gym-poussette, oui, mais pas n'importe comment !
Avant de vous lancer, veillez à bien vous équiper. Au programme :
- une poussette avec de bons freins et de bons amortis, idéalement prévue pour la course ;
- une tenue adaptée à la météo pour vous, mais surtout pour votre bébé…

1. L'échauffement, pour vous mettre en jambes

• **Le bon geste :** dans le parc, trouvez une étendue plane où vous pourrez vous défouler tranquillement. Pour commencer en douceur, marchez en poussant votre bébé pendant 5 minutes, puis accélérez progressivement le rythme. Attention à la posture : conservez les abdos contractés, le dos droit et les omoplates en arrière.

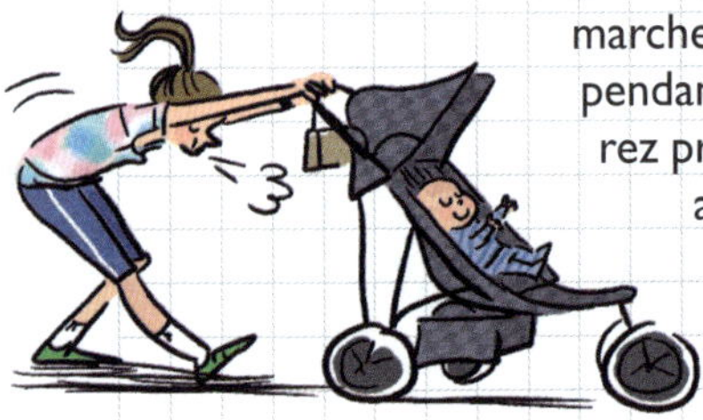

• **Le bon repère :** vous devez sentir votre rythme cardiaque augmenter sans pour autant être essoufflée.

2. Les talons-fesses et autres réjouissances

• **Le bon geste :** continuez par quelques exercices cardio. Commencez par une série de talons-fesses (en continuant à pousser le carrosse de votre bébé, évidemment). Arrivez au bout de votre piste et revenez au point de départ en courant. Refaites le parcours cinq ou six fois, puis alternez levers de genoux et course, avec la même intensité.

• **Et si je veux aller plus loin ?** Si vous voulez rendre l'exercice plus intense, augmentez la cadence !

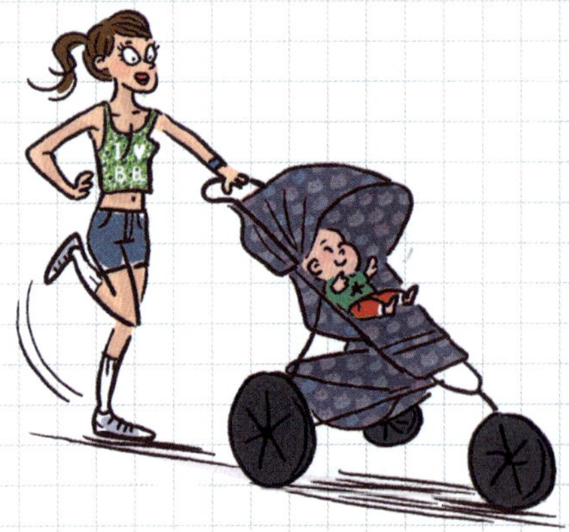

3. Les fentes, pour des cuisses bien galbées

• **Le bon geste :** le bassin en rétroversion, placez vos pieds sur deux rails imaginaires, le premier devant vous, le second loin derrière. Sur l'expiration, pliez votre genou arrière pour le ramener à quelques centimètres du sol et le genou avant pour qu'il vienne se positionner au-dessus de votre pied. Remontez sur l'expiration en conservant les genoux légèrement pliés.

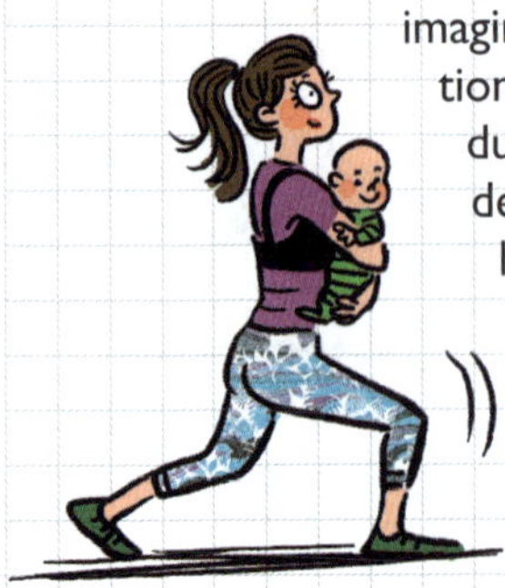

• **Et si je veux aller plus loin ?** Si les fentes statiques sont trop faciles, vous pouvez les faire en mouvement à l'aide de la poussette. L'alternative : les fentes avec votre bébé dans les bras !

4. Le travail du dos, pour avoir une posture royale

• **Le bon geste :** trouvez un endroit légèrement en pente et placez-vous, jambes écartées de la largeur du bassin et genoux légèrement pliés, dans le sens de celle-ci. En gardant les coudes près du corps, ramenez la poussette doucement vers vous, puis repoussez-la vers l'avant. Réalisez 5 séries de 10 mouvements.

• **Et si je veux aller plus loin ?** Si vous vous sentez d'aplomb, n'hésitez pas à effectuer 2 séries supplémentaires.

5. Les bisous-bébé, pour se débarrasser des bras flasques

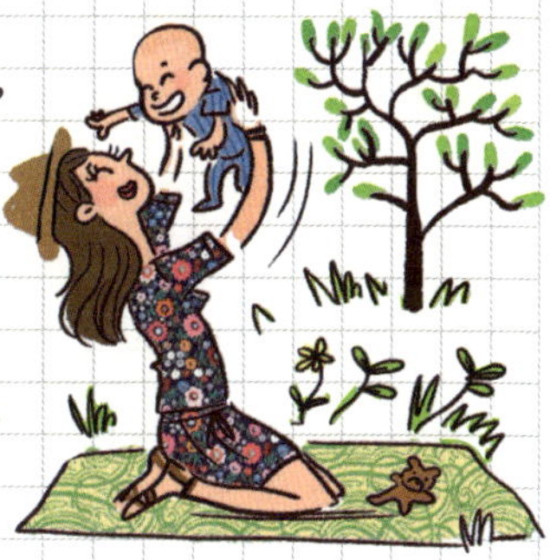

• **Le bon geste :** allongez-vous sur l'herbe, jambes repliées, pieds à plat sur le sol. Prenez votre bébé dans vos mains tendues au-dessus de votre visage. Pliez les bras en gardant les coudes bien serrés, ramenez votre bébé vers vous, faites-lui un petit bisou et repoussez-le vers le haut. Réalisez 2 séries de 10 mouvements.

• **Et si je veux aller plus loin ?** Prolongez l'exercice si vous vous sentez d'attaque… et que votre bébé est partant (attention aux bavouilles et autres petites régurgitations !).

6. Le fractionné, pour suer à grosses gouttes

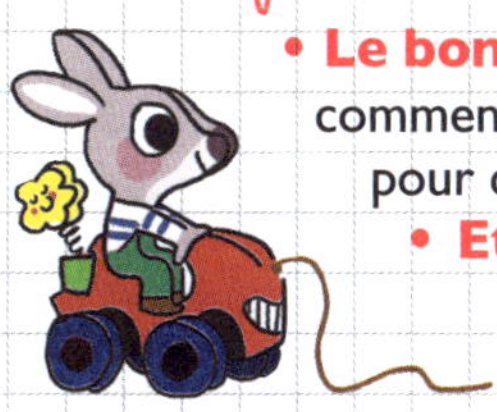

• **Le bon geste :** courez avec la poussette en alternant phases intensives (le cœur commence à battre très fort) et phases de récupération. Le bon rythme : 5 minutes pour commencer.

• **Et si je veux aller plus loin ?** Vous pouvez continuer les exercices de course rapide de plus en plus longtemps, tant que vous n'êtes pas à bout de souffle. Vérifiez tout de même que votre bébé est d'humeur à continuer !

7. Les étirements, pour finir en beauté

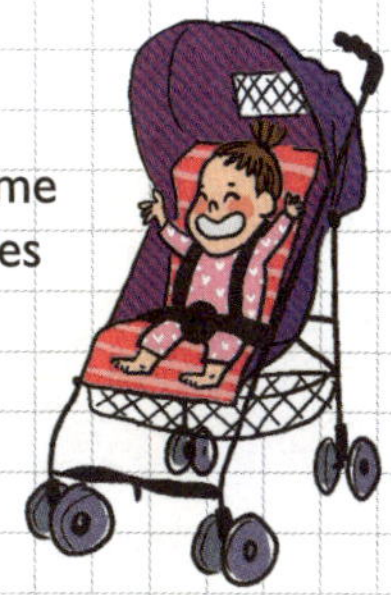

• **Le bon geste :** avant de passer aux étirements, retrouvez un rythme cardiaque normal en marchant doucement. Commencez ensuite par les étirements du haut du corps et finissez par les jambes (voir p. 41).

• **Et si j'ai le temps…** N'hésitez pas à finir votre séance par 2 minutes de relaxation !

De retour au travail, je continue à me muscler… l'air de rien

Ça y est, vous êtes repartie pour passer 8 heures par jour derrière un bureau ou ailleurs… Pas question pour autant de renoncer à vos bonnes résolutions. Votre objectif : continuer à vous sculpter une silhouette de rêve ni vu ni connu.

Je travaille mes fessiers… comme si de rien n'était !

Vous devez rester assise plusieurs heures par jour derrière un ordinateur ? Profitez-en pour travailler vos fessiers en douce ! Assise droite dans votre fauteuil, les pieds bien ancrés au sol, contractez et relâchez les fesses. Le bon rythme : alternez 2 séries de 20 contractions rapides et 2 séries de 10 contractions lentes (retenez la contraction, comptez jusqu'à 5, puis relâchez).
Le petit plus : gardez les abdos bien contractés pour un effet fesses fermes et ventre plat !

Je muscle mes cuisses… incognito !

Assise bien droite, tendez une jambe devant vous puis repliez-la en veillant à ne jamais poser le pied au sol. Renouvelez le geste 20 fois avant de passer à l'autre jambe. Réalisez deux séries ou plus, et renouvelez l'exercice dès que vous y pensez dans la journée.
Le petit plus : si vous voulez rendre l'exercice plus difficile, vous pouvez investir dans des petits poids (500 g) à scratcher autour de la cheville. L'alternative : relevez alternativement les deux genoux vers vous, en contractant bien les abdos.

Je n'oublie pas de galber mes mollets, en toute discrétion !

Vous êtes réticente à l'idée de muscler vos mollets ? Rassurez-vous : assise derrière votre bureau, vous affinerez vos mollets tout en douceur. Le bon geste : toujours assise, les deux pieds posés à plat, soulevez au maximum les talons en gardant la pointe des pieds au sol. Alternez mouvements rapides et contractions lentes, pendant 2 séries de 10 mouvements.
Le petit plus : si vous souffrez de jambes lourdes, n'hésitez pas à compléter l'exercice par des rotations des chevilles !

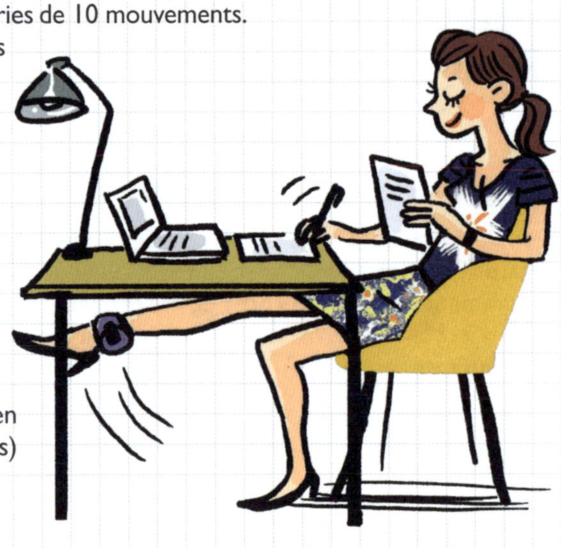

Et pour aller plus loin…

Votre périnée a retrouvé sa prime jeunesse et vous avez commencé à fondre. Pour compléter votre programme de remise en forme(s), attaquez-vous à un sport qui va s'en prendre à vos petites réserves (graisseuses) installées…

Je me confronte au cycling en salle

Ça consiste en quoi ? Ces cours collectifs de vélo en salle alternent des phases intensives d'entraînement cardio (sprints, montées en côte) et des moments de récupération. Résultat : des cuisses, des fesses et des abdos d'acier, et un rythme cardiaque de grande sportive.
Je brûle... entre 700 et 800 kcal par séance de 45 minutes.
C'est pour moi si... je suis adepte de l'ambiance des boîtes de nuit et de l'effet dopant de l'effort collectif.
J'évite... si j'ai des genoux fragiles ou si je préfère rester dans ma bulle.
L'alternative : le vélo en extérieur, à cadence rapide, à pratiquer seule ou avec le papa.

Je pars à l'assaut des murs d'escalade !

Ça consiste en quoi ? À force de se hisser sur les murs balisés, on renforce en profondeur tous ses muscles, on travaille l'agilité et la souplesse, et on développe la concentration et la réflexion.
Je brûle... jusqu'à 750 kcal par heure !
C'est pour moi si... je veux me remettre au sport avec mon homme, qui pourra assurer à mes côtés.
J'évite... en cas de problème aux épaules ou aux articulations, ou de vertige !
L'alternative : le bloc (ou bouldering), qui permet de grimper sur des surfaces peu élevées et de prendre ses repères sans craindre la chute.

J'aborde le yoga Bikram

Ça consiste en quoi ? On enchaîne les postures issues du yoga doux (hatha yoga) pendant 1 h 30, le tout dans une pièce chauffée à 40 °C. Résultat : des toxines évacuées, une musculature profonde renforcée et de la souplesse.
Je brûle... 600 kcal par heure.
C'est pour moi si... j'ai besoin de me détendre, je suis fatiguée, je suis adepte de l'introspection.
J'évite... en cas de problèmes cardio-vasculaires.
L'alternative : d'autres pratiques dynamiques du yoga sans la contrainte de la chaleur existent. Tentez par exemple le power yoga ou le vinyasa yoga (voir p. 94).

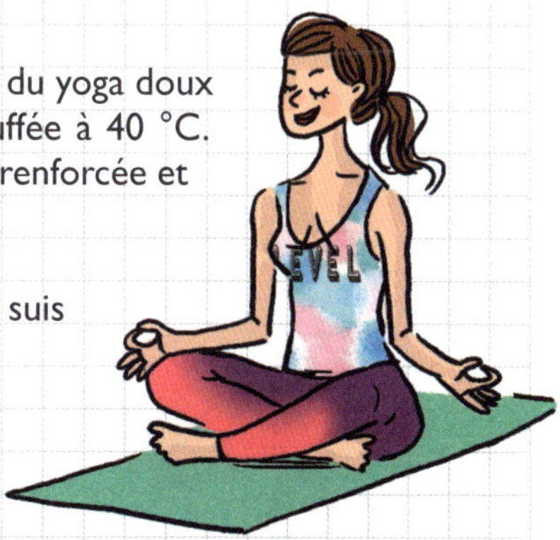

J'en découds avec la boxe

Ça consiste en quoi ? La boxe française féminine permet de travailler à la fois le cardio (échauffement, phases de combat, sac de frappe) et l'agilité, mais aussi de renforcer toute la musculature. Bref, c'est un sport complet.
Je brûle... 850 kcal par heure !
C'est pour moi si... j'ai besoin d'un bon défouloir.

J'évite… si j'ai des articulations sensibles et, surtout, si je continue à allaiter.
L'alternative : si vous n'avez pas envie d'un sport de contact, misez sur le body combat. Inspiré de différents sports de combat (boxe, karaté, tai-chi), il permet de brûler 750 kcal par heure, sans même un frôlement.

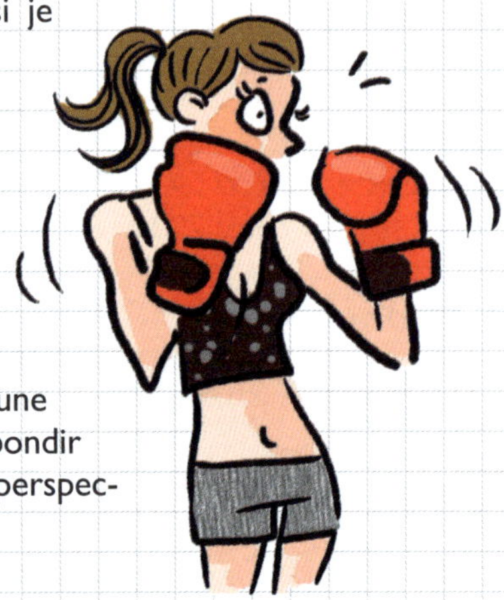

Je frappe fort en me mettant au squash

Ça consiste en quoi ? Les deux joueurs se renvoient une balle en caoutchouc à l'aide d'une raquette en la faisant rebondir sur l'un des quatre murs du terrain. Gros efforts cardio en perspective, sans compter le travail d'équilibre et de coordination.
Je brûle… 820 kcal par heure.
C'est pour moi si… je suis une sportive aguerrie.
J'évite si… je ne suis pas au top ou si j'ai des problèmes cardio-vasculaires, car le squash demande des accélérations cardiaques répétées parfois éprouvantes. En sollicitant les articulations, il peut aussi favoriser les tendinites.
L'alternative : le badminton, qui demande des efforts cardiaques moins violents mais permet un travail corporel complet.

Je rebondis en tentant la corde à sauter !

Ça consiste en quoi ? Pratiquée quotidiennement, la corde à sauter travaille la posture, l'endurance et la coordination, notamment !
Je brûle… entre 600 et 800 kcal par heure.
C'est pour moi si… j'ai un budget serré (l'investissement est minimal) ou peu de temps pour moi.
J'évite… en cas de problèmes cardio-vasculaires, de dos ou d'articulations, et je privilégie des séances courtes (15 à 20 minutes) pour épargner mon organisme !
L'alternative : pour varier les plaisirs, inscrivez-vous à un cours de jump fit. Au programme : corde à sauter et chorégraphies.

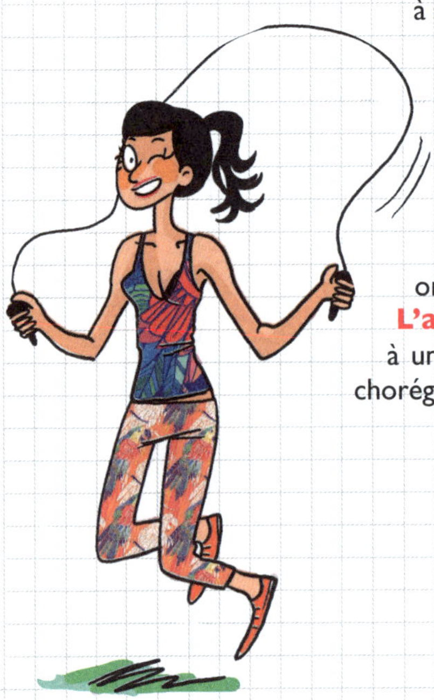

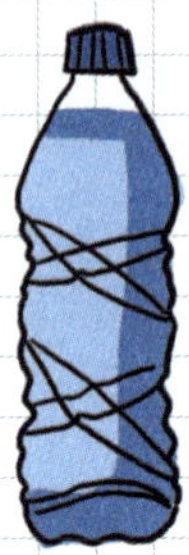

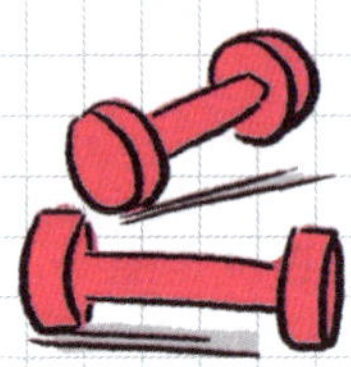

Mon programme de sport après bébé

Les rondeurs de la grossesse ne se perdent pas du jour au lendemain ! Pour rester motivée et admirer vos progrès, remplissez ce tableau semaine après semaine.

Date	Conseils	Efforts du quotidien	Exercices à la maison	Exercices en extérieur	Rééducation du périnée (dates de rendez-vous)	Commentaires (forme du moment, progression...)
Semaine 1 du ... au ...	**Allez-y mollo !** Pendant le premier mois après la naissance, l'imprégnation hormonale et la fatigue mènent la danse. Contentez-vous de balades avec votre bébé pour récupérer.					
Semaine 2 du ... au ...						
Semaine 3 du ... au ...						
Semaine 4 du ... au ...						
Semaine 5 du ... au ...						
Semaine 6 du ... au	**Six semaines après la naissance**, la rééducation du périnée peut commencer. En attendant de l'avoir complétée, reprenez le sport en douceur avec un entraînement quotidien à la maison, à compléter par des séances de sport doux si vous le désirez (yoga, Pilates…). À bannir : tous les efforts violents ou qui sollicitent trop la ceinture abdominale.					
Semaine 7 du ... au ...						
Semaine 8 du ... au ...						
Semaine 9 du ... au ...						
Semaine 10 du ... au ...						
Semaine 11 du ... au ...						
Semaine 12 du ... au ...						
Semaine 13 du ... au ...						

Date	Conseils	Efforts du quotidien	Exercices à la maison	Exercices en extérieur	Rééducation du périnée (dates de rendez-vous)	Commentaires (forme du moment, progression…)
Semaine 14 du … au …	**Dès la fin de la rééducation du périnée, tous les efforts sont permis… ou presque !** C'est le moment de coupler exercices à la maison et exercices à l'extérieur ! Attention toutefois à vos articulations affaiblies, notamment en cas d'allaitement.					
Semaine 15 du … au …						
Semaine 16 du … au …						
Semaine 17 du … au …						
Semaine 18 du … au …						
Semaine 19 du … au …						
Semaine 20 du … au …						
Semaine 21 du … au …						
Semaine 22 du … au …						
Semaine 23 du … au …	**Attention, même 6 mois après l'accouchement,** votre corps reste fragile. Pour éviter les blessures (tendinites, claquage…), n'oubliez pas la règle d'or : pour chaque séance de sport intensive, offrez-vous un jour de repos.					
Semaine 24 du … au …						
Semaine 25 du … au …						
Semaine 26 du … au …						
Semaine 27 du … au …						
Semaine 28 du … au …						
Semaine 29 du … au …						
Semaine 30 du … au …						

Après l'effort, le réconfort !

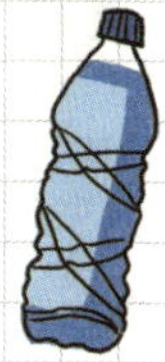

Vous vous êtes relancée corps et âme dans le sport ? Bravo ! Maintenant, il va falloir tenir dans la durée. Votre objectif : faire rimer entraînement avec enchantement pour avoir envie de recommencer immédiatement (ou presque)…

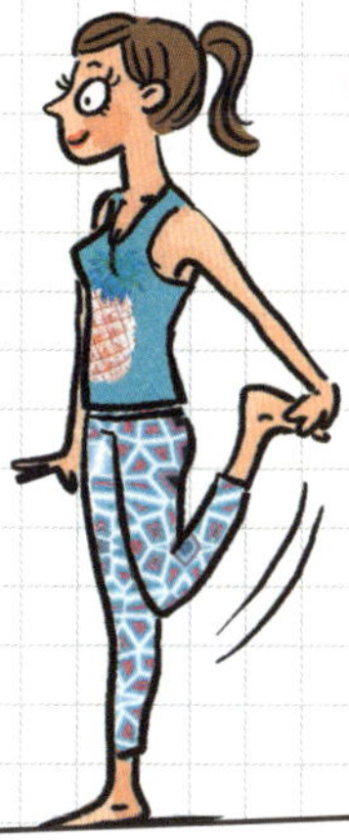

Comment clore en beauté une séance de sport ?

Pour éviter les blessures et bien finir votre entraînement, adoptez quelques réflexes simples.

- Ne cassez pas le rythme en fin d'effort. Finissez progressivement votre entraînement par des efforts de moins en moins intenses pour calmer le rythme cardiaque et permettre aux muscles de se refroidir en douceur.
- Ne lésinez pas sur les étirements (voir l'encadré ci-dessous).
- Buvez beaucoup après l'effort, en particulier si vous donnez encore le sein à votre bébé.

Quels sont les bons étirements à faire ?
L'avis de l'expert, Peggy Lafargue, coach sportif chez Neoness

- Pour le dos : enroulez la colonne en venant placer la tête au niveau des genoux, puis déroulez chaque vertèbre jusqu'à vous retrouver bien droite.
- Pour les fessiers : allongez-vous sur le dos, les jambes à 90 degrés. Placez votre cheville droite sur votre genou gauche, les deux mains derrière la jambe gauche et tirez le genou vers vous pour étirer le fessier droit. Répétez le même geste de l'autre côté.
- Pour les cuisses : debout, le bassin légèrement rétroversé, attrapez un talon et maintenez-le sur le fessier (en position de cigogne). Serrez bien les deux jambes et veillez à ne pas cambrer le dos. Renouvelez le geste de l'autre côté.
- Pour les pectoraux : croisez les doigts derrière le dos et tirez en arrière pour ouvrir la poitrine.

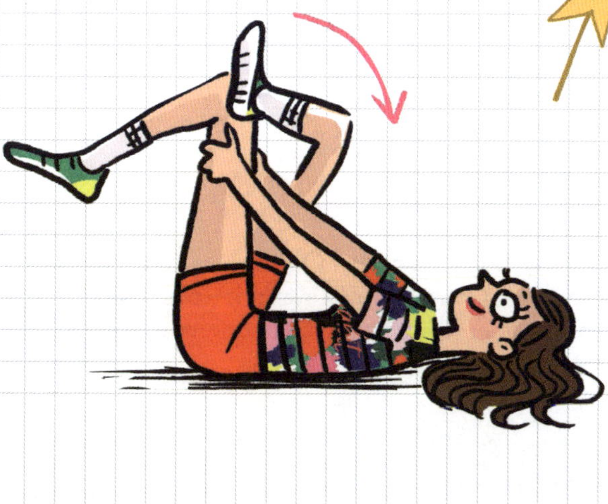

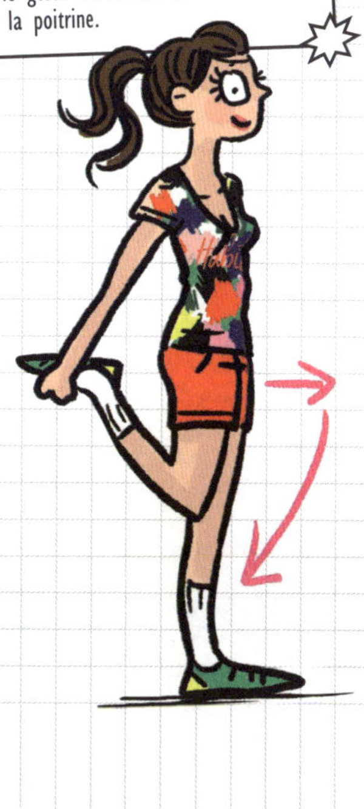

Je me mets dans le (bon) bain

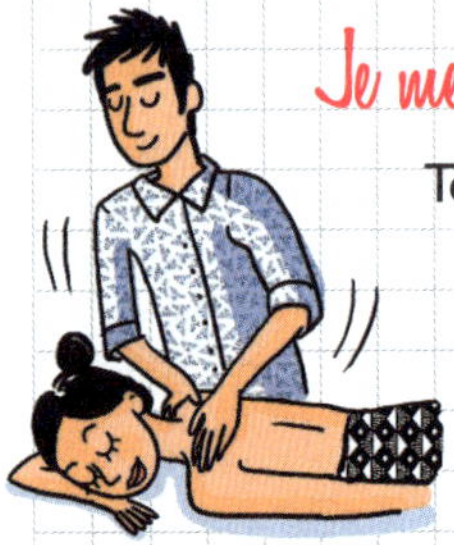

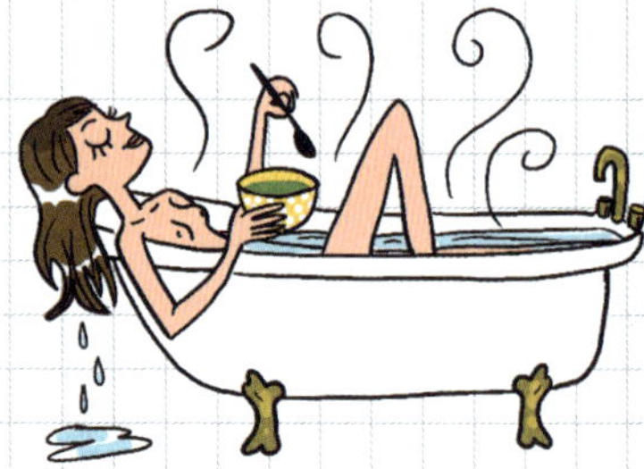

Tentée de vous offrir un bon bain chaud pour vous récompenser de vos efforts ? Mauvaise idée ! En effet, l'eau trop chaude dilate les veines et ralentit le retour veineux, ce qui peut favoriser toute une série de petits et de gros maux, des jambes lourdes aux vilaines varices. Préférez donc une douche tiède (38 °C au maximum) et misez sur le massage pour le côté bien-être. Une seule exception à la règle : après une séance de sport très intensive, un bain chaud décontractera vos muscles et vous aidera à éviter les courbatures.

Bye-bye les courbatures !

Veillez à éviter les soins à base d'huile essentielle si vous allaitez !

Pas question d'avoir une démarche de canard le lendemain de votre entraînement… Premier mot d'ordre pour éviter les courbatures : bien boire pendant l'effort. Après la toilette, frictionnez-vous à l'aide d'une huile ou d'une crème aux extraits d'*Arnica montana*, de menthol ou de camphre.

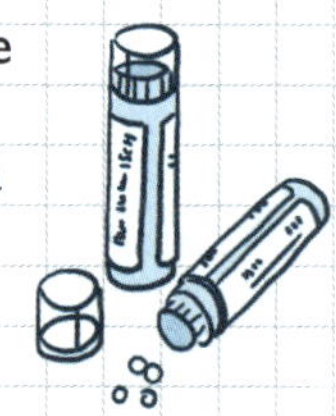

Enfin, n'oubliez pas l'homéopathie, si le cœur vous en dit ! Les molécules à privilégier : Sporténine® (un comprimé toutes les 4 heures) ou Arnica montana 7 CH (5 granules 3 fois par jour) si les courbatures s'accompagnent d'une sensibilité au toucher.

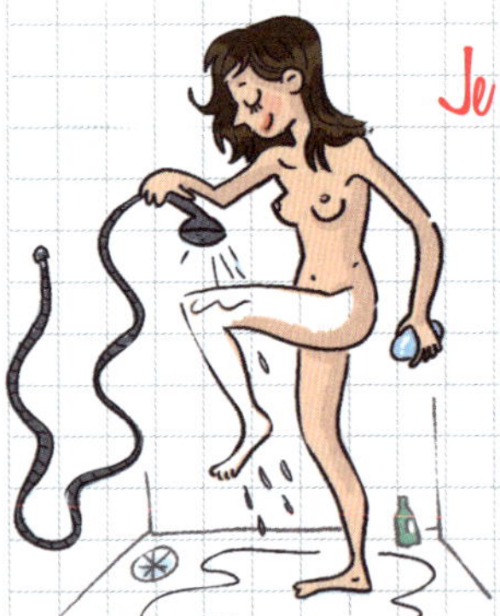

Je me concentre sur mes gambettes

Profitez de la fin de votre séance de sport pour vous offrir des gambettes légères comme des plumes. Au programme : faites couler un jet d'eau froide sur vos jambes après la douche (en partant toujours du pied vers le genou), appliquez un gel ou un soin jambes légères (toujours sans huiles essentielles)… et ressortez, en cas de jambes lourdes, vos bas de contention ! En effet, les sportifs utilisent souvent des chaussettes de compression après l'effort pour favoriser le retour veineux. À porter quelques heures après la séance, mais à enlever avant le coucher.

Je m'offre un repos bien mérité

Pour bien récupérer, pas de secret : rien ne vaut un bon gros dodo ! Offrez-vous donc quelques exercices de relaxation ou de cohérence cardiaque (voir p. 73-74), avant de vous glisser sous la couette. Et pour ne pas surmener votre organisme, veillez toujours à conserver un jour de repos après chaque entraînement cardio.

Au secours, je n'ai pas le temps de faire ma séance de sport !

Alors, pas le temps de faire votre séance de sport ? Pas de panique, vous brûlez déjà des calories sans même vous en apercevoir ! La preuve en quelques activités du quotidien, à enchaîner sans complexes.

J'hiberne sans culpabiliser

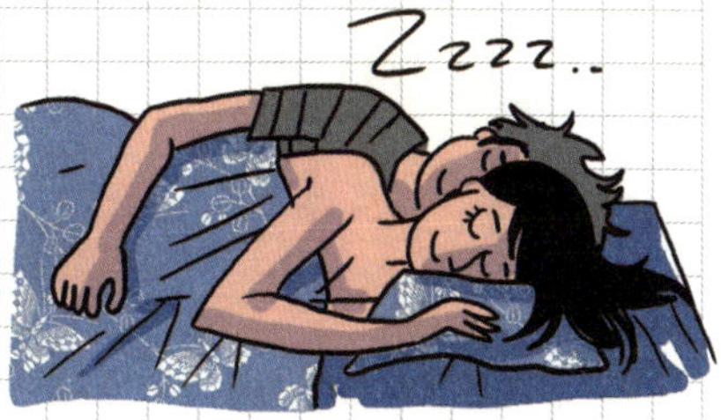

Votre entourage n'arrête pas de vous dire de lever le pied ? Vous feriez bien de suivre ce conseil avisé ! Et pour cause : dormir une heure permettrait de perdre jusqu'à 60 kcal. L'explication : votre métabolisme, tout simplement ! En effet, ces quelques calories sont nécessaires à votre corps pour maintenir sa température et permettre le bon fonctionnement des organes. En un mot, dormez l'esprit tranquille, vous mincissez (doucement mais sûrement) !

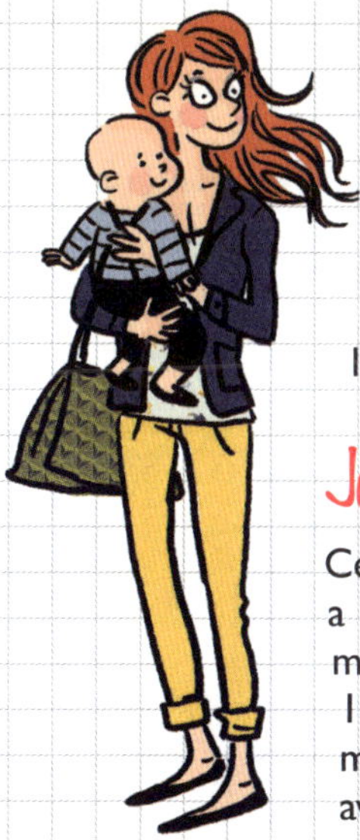

Je porte mon joli fardeau

Vous l'avez porté pendant 9 mois, vous allez continuer et remercier la nature de vous avoir offert un bébé collé à sa mère comme une moule à son rocher ! En effet, le simple fait de porter votre bébé pendant une heure permettrait de brûler quelque 200 kcal. Soyez sereine : votre petit poi(d)s va vite vous permettre de retrouver une ligne de jeune fille !

Je me retiens d'appuyer sur le bouton de l'ascenseur

Ce n'est plus un secret : monter des escaliers, c'est du sport ! Et celui-ci a tout bon, puisqu'il favorise le travail cardio-vasculaire, renforce les muscles des cuisses et des fessiers, et permet de brûler 150 kcal en 15 minutes. Envie de varier un peu l'exercice ? Au moment de gravir la marche, gardez le talon quelques instants en suspens. Rien de tel pour avoir de jolis mollets !

Je tripote le genou de mon homme

Si vous avez besoin d'une raison supplémentaire pour remettre le pied à l'étrier de votre libido (sans vous forcer la main, évidemment), retenez bien l'équation magique : 30 minutes de câlins = 300 kcal brûlées. Du coup, proportionnellement, pas besoin de vous lancer dans un marathon pour retrouver la ligne. Quelques petites galipettes de 10 minutes par-ci par-là, et votre silhouette vous remerciera !

Chapitre 4

Bien dans mon assiette

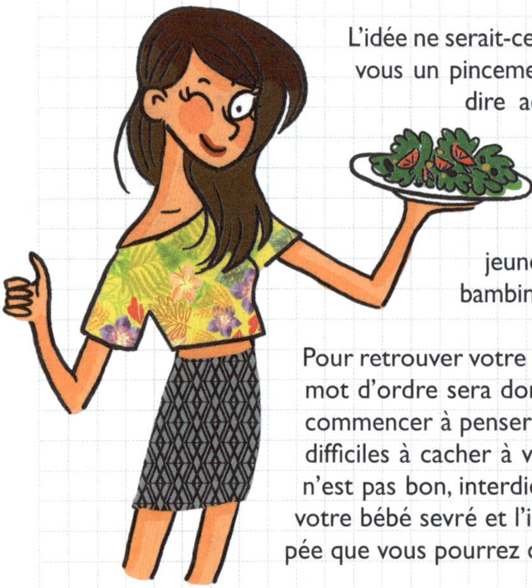

L'idée ne serait-ce que de prononcer le mot régime déclenche chez vous un pincement au cœur ? Vous souffrez en imaginant devoir dire adieu à tous vos petits plaisirs gastronomiques pour perdre vos kilos de grossesse ? Rassurez-vous, pour bien mincir après la naissance, pas question de vous torturer ou de vous priver ! Au contraire, pour être efficace, votre régime de jeune maman doit être doux comme la peau de votre bambin et zen comme ses premières nuits complètes.

Pour retrouver votre poids de forme en toute quiétude, votre premier mot d'ordre sera donc de ne pas vous mettre la pression. Inutile de commencer à penser aux calories absorbées et aux petits bourrelets difficiles à cacher à votre sortie de la maternité ! Tant que le timing n'est pas bon, interdiction de vous restreindre ! Ce n'est qu'une fois votre bébé sevré et l'imprégnation hormonale de la grossesse estompée que vous pourrez commencer, doucement, à y penser.

Une fois le moment venu, pas question de foncer tête baissée dans le premier régime de perlimpinpin vu dans un magazine féminin. Pour garder le moral et tenir sur la longueur, il faudra d'abord faire le plein d'aliments qui donnent la pêche et de l'énergie (indispensables le temps de vous adapter au rythme de votre petite terreur). Ensuite seulement, vous pourrez vous lancer, en pleine forme, dans la bonne diète, au bon rythme.

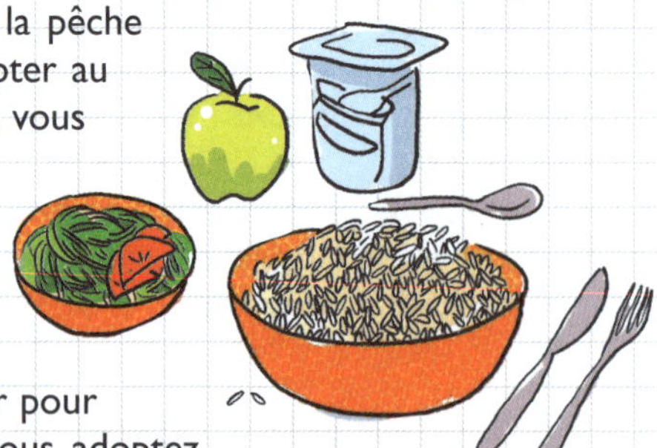

Évidemment, vos vieux démons finiront sûrement par vous rattraper, à l'occasion d'un apéro de derrière les fagots ou d'un coup de mou qui vous fera craquer pour du chocolat si doux ! Pas de problème : tant que vous adoptez les bonnes recettes pour limiter les craquages (et compenser les petits écarts), vous devriez retrouver un joli ventre plat et une ligne de sylphide en quelques mois seulement !

Allaitement et régime : est-ce vraiment compatible ?

Vous êtes tentée de réduire les portions alors que vous donnez encore le sein ? Eh bien, c'est une très (très) mauvaise idée !

Régime ou pas régime ?
L'avis de l'expert, Véronique de La Cochetière, sage-femme
De plus en plus de futures et de jeunes mamans sont angoissées face à l'idée de prendre du poids pendant la grossesse et de ne pas le perdre, au point de se mettre au régime immédiatement après la naissance ! Quand on est enceinte, le bébé vient puiser dans nos réserves pour grandir correctement ; en période d'allaitement exclusif, tous les besoins nutritionnels du nourrisson sont puisés dans l'alimentation de la maman *via* le lait. Résultat : le fait de se priver de nourriture revient aussi à priver son bébé, purement et simplement ! Votre mot d'ordre pendant l'allaitement : remettre à plus tard toute velléité de régime strict !

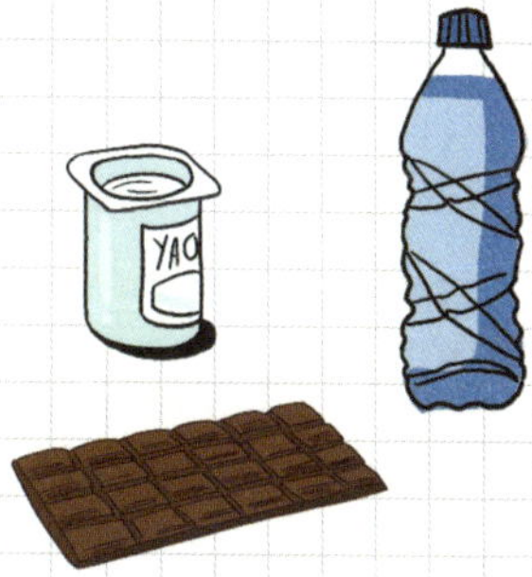

Pour manger sainement, sans grossir et en étant certaine de couvrir tous les besoins alimentaires de votre bébé, vous privilégierez, lors de vos repas :

- ✔ la viande blanche et les œufs (la viande rouge est conseillée 1 ou 2 fois par semaine, seulement si vous êtes carencée en fer) ;
- ✔ les crudités et les légumes verts ;
- ✔ les fruits, à raison de 3 par jour (ou 5 portions de 80 g) ;
- ✔ les laitages, à raison de 1 à 3 par jour (2 cuillères à soupe de fromage blanc, 1/8 de camembert…) ;
- ✔ les sources de magnésium (2 carrés de chocolat et 1 banane).

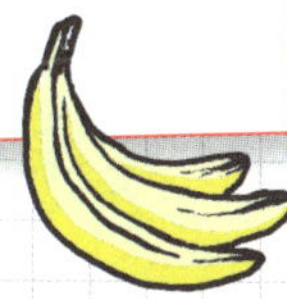

Pensez également à boire 3 litres d'eau minérale par jour et à privilégier les bonnes graisses. Au choix : 1 cuillère à soupe d'huile d'olive et de colza (pour les oméga 3 et 6), ou 1 cuillère à soupe de graines de lin moulu, ou 5 noix et 5 amandes.

Est-ce que l'allaitement fait maigrir ?
Si donner le sein permet de brûler jusqu'à 500 kcal par jour (selon les femmes), l'allaitement a d'autres vertus bien plus importantes : il diminue les risques de développer certains cancers (sein, ovaire, col de l'utérus) ou de faire de l'ostéoporose.

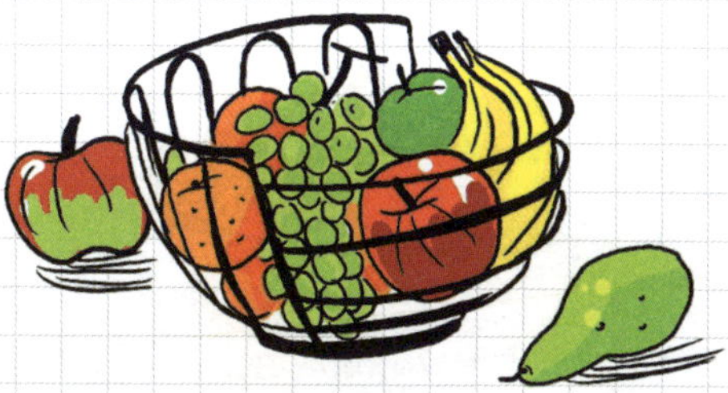

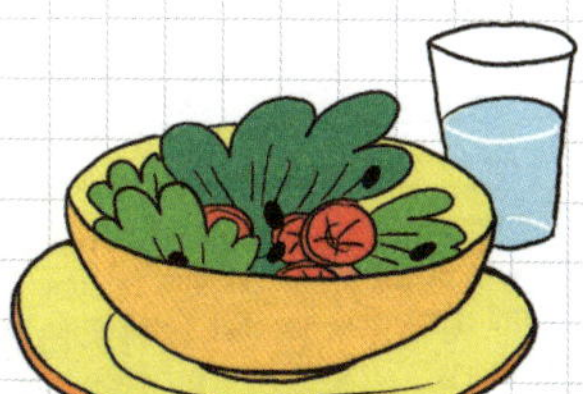

Je retrouve la ligne… au bon rythme

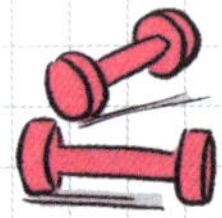

Pour maigrir après l'accouchement, tout est une question de timing… Vous avez mis 9 mois à prendre le poids nécessaire pour faire un joli bébé, alors donnez-vous 9 mois pour le perdre ! Petit calendrier pour vous repérer.

De la naissance à 6 semaines : gardez vos rondeurs et profitez-en !

Saviez-vous que le corps n'est pas programmé physiologiquement pour maigrir tout de suite ? En effet, pendant un mois et demi, l'imprégnation hormonale de la grossesse se maintient. Résultat : vous risquez de continuer à vous sentir gonflée. Votre unique priorité pendant cette période : vous reposer et profiter de votre bébé !

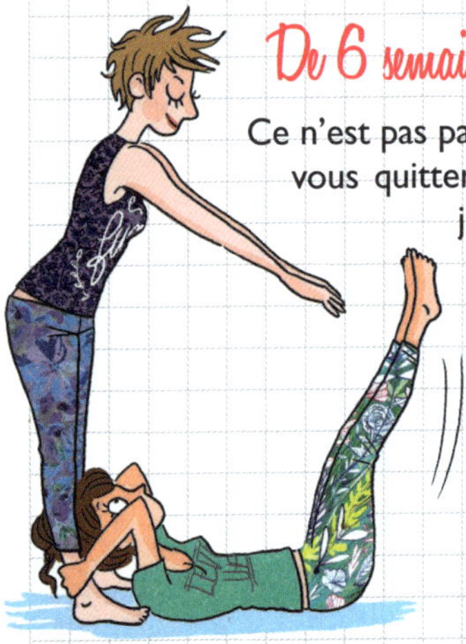

De 6 semaines à 3 mois : entamez un « régime » avec précaution

Ce n'est pas parce que ces (maudites) hormones ont enfin daigné vous quitter qu'il faut devenir une adepte des régimes du jour au lendemain. En cette période de transition pas toujours facile, allez-y mollo ! Votre mot d'ordre : manger équilibré et finir sereinement votre rééducation du périnée.

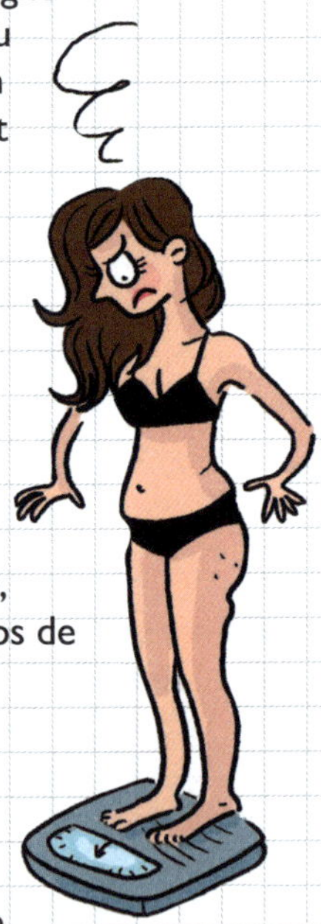

De 3 mois à 9 mois : continuez doucement

Ces 6 mois sont le moment idéal pour vous remettre au sport et trouver un régime adapté à vos besoins… Au bout de cette période, faites un bilan : si vous n'avez pas perdu le poids que vous désiriez, il est temps de passer à l'étape supérieure !

Après 9 mois : au besoin, faites-vous aider

Vous n'êtes toujours pas satisfaite de votre poids ? Faites-vous accompagner ! Nutritionniste, psychologue, hypnothérapeute, acupuncteur : il existe mille et une solutions pour vous aider à atteindre votre objectif.

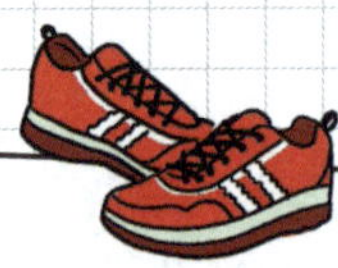

Perdez vos kilos avec des objectifs réalistes
L'avis de l'expert, Véronique de La Cochetière, sage-femme
Ne vous mettez pas la pression. Le stress ne servira qu'à installer vos petits kilos de grossesse. Fixez-vous plutôt un objectif raisonnable, une date butoir à laquelle vous aimeriez avoir maigri (entre 9 mois et 18 mois après la naissance, par exemple). Si, après ce délai, vous n'avez pas perdu le poids escompté, il sera toujours temps de vous faire aider !

Astuce de mamans : ce qui m'a vraiment permis de mincir…

On a beau être pleine de bonne volonté, la perte de poids ne se passe pas toujours comme prévu, jusqu'au moment où il y a un déclic… comme chez ces mamans !

Je ne me frustre pas !

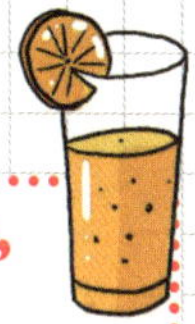

Le témoignage de Caroline, 33 ans

« Pour perdre mes kilos, j'ai fait la grosse bêtise de me priver. J'ai d'abord tenté d'éradiquer tous les sucres… avant de faire une overdose de chocolat. J'ai fait la même erreur avec les féculents, avant d'enchaîner les sandwichs. J'ai fini par mincir après avoir compris que la frustration était ma pire ennemie. »

Je n'allaite pas n'importe comment

Le témoignage de Claire, 24 ans

« J'ai longtemps allaité ma fille et j'ai peut-être pris un peu trop à cœur les conseils de ma mère qui me disait "Mange encore, tu dépenses plus de calories qu'avant". Bref, j'ai fini par grossir après mon accouchement, jusqu'au jour où j'ai compris qu'il ne fallait pas manger plus, mais mieux… Ensuite, mes petits kilos n'ont pas fait long feu ! »

Je prends exemple sur mon aînée (ou ma petite nièce)

Le témoignage d'Élisabeth, 28 ans

« Après ma grossesse, j'ai adopté une alimentation ultra-saine. Pourtant, je maigrissais peu. En déjeunant avec ma fille de 6 ans, je me suis rendu compte que je me servais des portions gargantuesques. J'ai donc opté pour des portions plus petites, et j'ai minci bien plus rapidement ! »

Je mets mon Jules aux fourneaux

Le témoignage de Sélène, 27 ans

« Après la naissance, j'étais épuisée. Du coup, mon homme a pris du temps, tous les week-ends, pour me préparer des menus minceur pour la semaine. Ça a tellement bien marché qu'il a continué après la fin de mon congé maternité ! Merci, chéri, pour mes kilos perdus ! »

Je fais simple

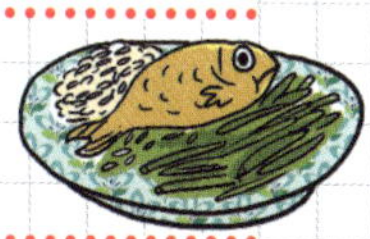

Le témoignage d'Élodie, 25 ans

« À la naissance de mon bébé, impossible de trouver le temps de faire la popote ou le marché. J'ai donc beaucoup grignoté ! Ma solution : je me suis mise à acheter des légumes surgelés. L'idéal pour manger équilibré, rapidement ! »

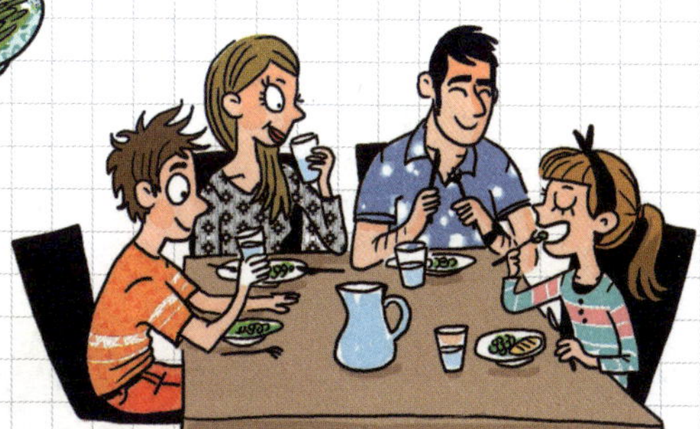

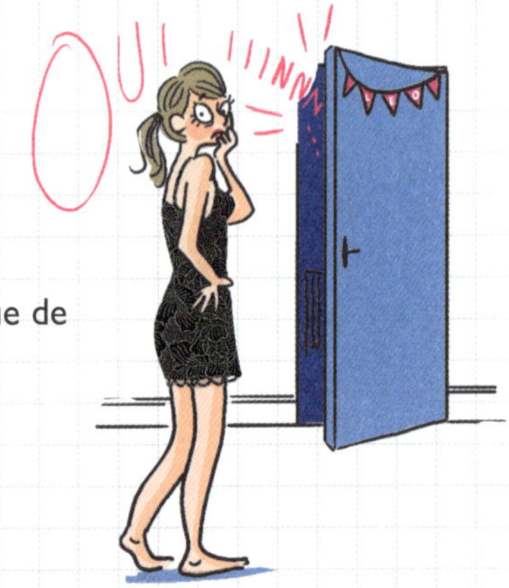

Je fais le plein d'énergie

Avant même de mincir, il faut penser à reprendre des forces. Votre objectif : choisir les bons aliments pour effacer la fatigue de vos nuits blanches…

A comme ananas

Pourquoi j'en grignote ? Riche en fibres et en vitamine C, l'ananas contient surtout de la bromélaïne, une enzyme qui facilite la digestion, a des vertus anti-inflammatoires (utiles notamment contre les tendinites) et agit contre la rétention d'eau.

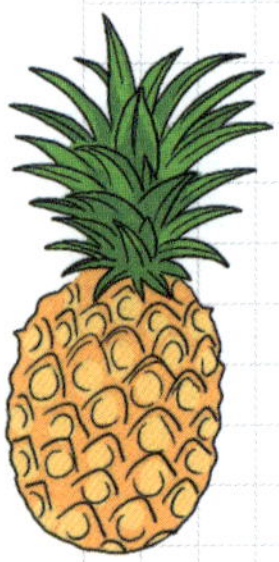

La bonne quantité : 100 g de fruit frais (80 g en période de régime), dès que la saison le permet.

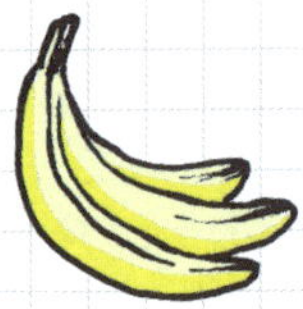

B comme banane

Pourquoi j'en grignote ? La banane a mauvaise réputation, et pourtant c'est l'un des fruits qui apporte le plus de potassium, minéral indispensable au bon fonctionnement des muscles, à l'équilibre gastrique et à l'élimination. Avec ses 89 kcal, soit moins qu'un yaourt sucré, elle est aussi parfaite pour caler les petites faims.
La bonne quantité : 1 banane par jour.

C comme chocolat

Pourquoi j'en grignote ? C'est LA meilleure des sucreries ! Riche en minéraux, le chocolat peut apporter à lui seul (ou presque) la dose quotidienne de magnésium recommandée. Veillez à croquer dans du noir à environ 70 % de cacao !

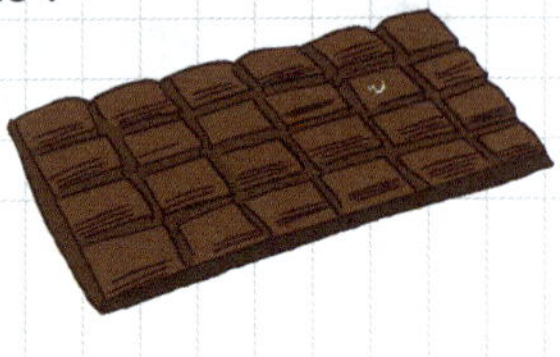

La bonne quantité : 2 carrés, à bonne distance des repas.

F comme fruits rouges

Pourquoi j'en grignote ? Ils contiennent de la vitamine C, du potassium, mais surtout des polyphénols ! Ces antioxydants boostent notamment la circulation sanguine et préviennent donc les jambes lourdes ! À privilégier : les fraises, les framboises et les groseilles, peu sucrées.
La bonne quantité : 100 g de fruits frais, dès que la saison le permet.

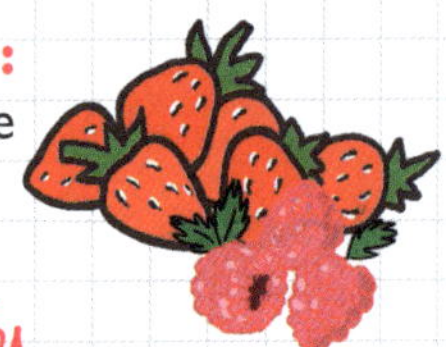

G comme graines germées

Pourquoi j'en grignote ? Les graines germées contiennent non seulement toutes les vitamines, mais aussi des minéraux, des acides gras essentiels et des acides aminés ! C'est l'aliment coup de fouet par excellence !
La bonne quantité : une bonne poignée avec de la laitue, des épinards ou du chou kale, pour une petite salade pleine d'énergie en début de repas.

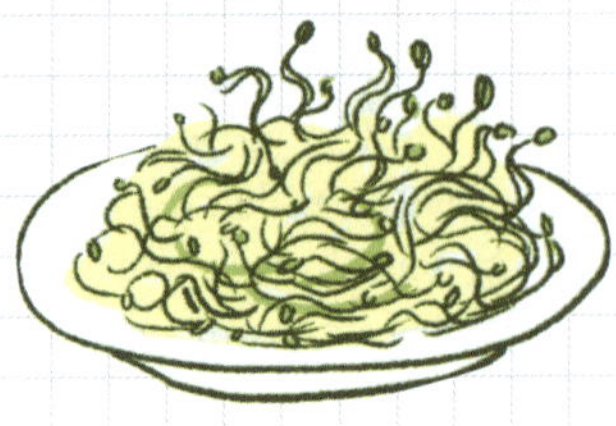

K comme kale

Pourquoi j'en grignote ? Ce chou est à la mode… à raison ! Une portion de kale contient la totalité des apports quotidiens recommandés en vitamine A et C. Ses autres atouts : il est riche en fibres, en cuivre, en manganèse, en calcium, en fer et en vitamine B. Résultat : il est bon pour les os et les yeux, et il coupe même la faim. L'alternative : les légumes à feuilles foncées (épinards, chicorée…).
La bonne quantité : une portion en soupe ou en salade par semaine.

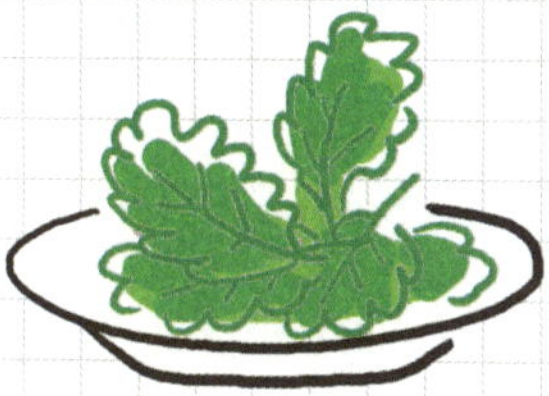

L comme lentilles

Pourquoi j'en grignote ? On snobe souvent les lentilles, pourtant elles sont très riches en fer, en calcium, en vitamine D et en magnésium, donc pleines d'énergie ! Leur plus : 200 g de lentilles apportent autant de protéines qu'une portion de viande.
La bonne quantité : une portion par semaine.

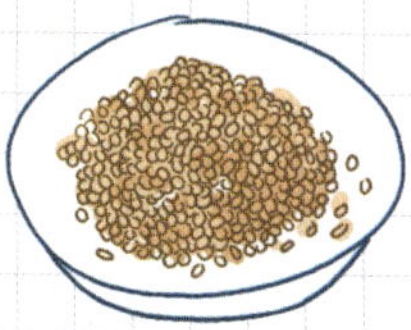

M comme miel

Pourquoi j'en grignote ? Le miel a un excellent pouvoir sucrant et il ne fait pas grimper l'indice glycémique. Il remplace donc très bien le sucre classique. Le must : un miel récolté à basse température et consommé froid, pour conserver ses vertus antibiotiques.
La bonne quantité : 1 cuillère à café dans un dessert à sucrer.

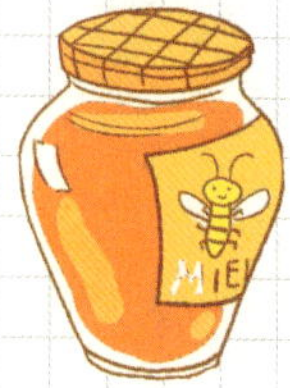

N comme noix

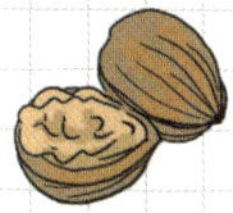

Pourquoi j'en grignote ? Plus encore que les noisettes ou les amandes, les noix ont tout bon ! Au programme : des oméga 3, des vitamines B et E, du potassium, du fer, du magnésium… Et leur petit secret santé : des propriétés anticholestérol.
La bonne quantité : 7 noix par jour ou 1 cuillère à soupe d'huile de noix.

O comme oeufs

Pourquoi j'en grignote ? Quand le jaune est cru (œufs pochés, à la coque), l'œuf est une excellente source de fer et son effet sur le cholestérol est limité. À privilégier cent fois à une viande rouge !
La bonne quantité : 2 œufs, une ou deux fois par semaine.

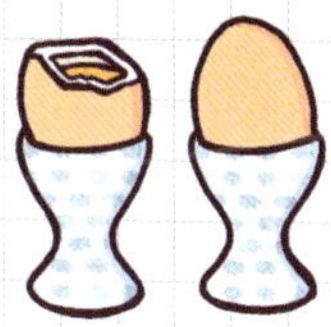

P comme persil

Pourquoi j'en grignote ? Riche en sels minéraux, le persil contient aussi plus de vitamine C que les fruits les plus vitaminés. En cas de coup de mou, offrez-vous un bon taboulé libanais ! Attention si vous allaitez : le persil peut perturber la lactation.
La bonne quantité : à consommer à volonté !

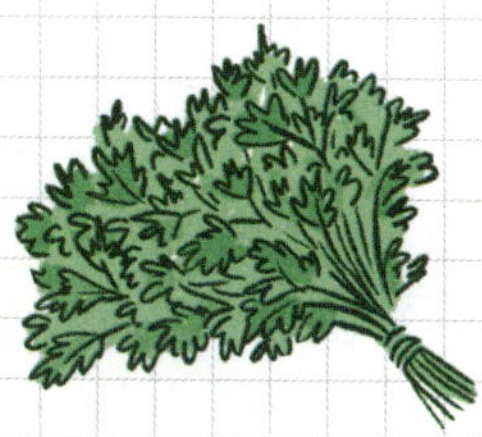

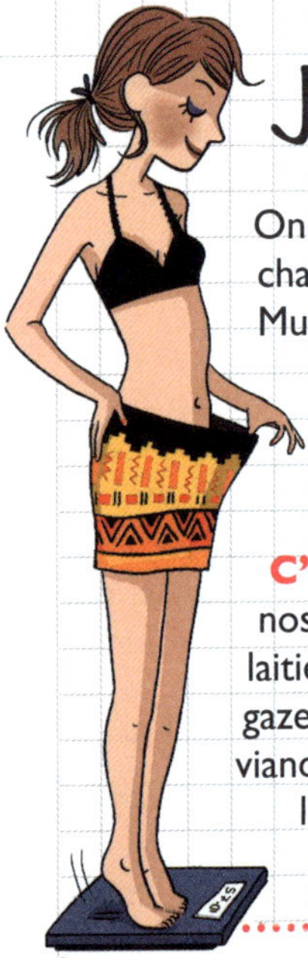

J'évite la tentation des mauvais régimes

On ne se lance pas dans un régime à la mode comme on achèterait une paire de chaussettes chez H&M… surtout lorsqu'on vient d'avoir un bébé ! Heureusement, Muriel Servais, psychodiététicienne, est là pour vous éviter les « *diet* faux pas » et vous aider à faire le tri dans les régimes stars du moment…

Le régime paléo

C'est quoi exactement ? Le régime paléo veut revenir à l'alimentation de nos ancêtres et faire la peau aux mauvais glucides. Résultat : il interdit les produits laitiers et industriels, les céréales, les légumineuses, les viandes grasses, les boissons gazeuses, les produits trop sucrés ou salés… En revanche, sont autorisées les viandes maigres, les œufs, les poissons et les fruits de mer, les fruits et les légumes, les noix et les graines.

Alors, je tente ou pas ? Pourquoi pas, mais…

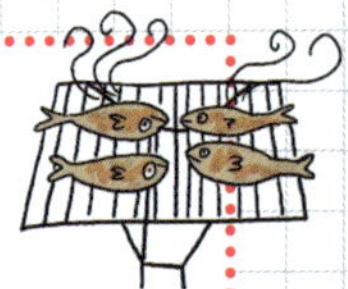

L'avis de l'expert

Le bon point de ce régime est qu'il n'exclut aucune des familles d'aliments essentiels. Toutefois, pour mincir sans vous fatiguer, il faudra surveiller les proportions de chaque type d'aliment, à savoir 70 % du repas en aliments d'origine végétale et seulement 30 % pour le reste (viandes, graisses…).

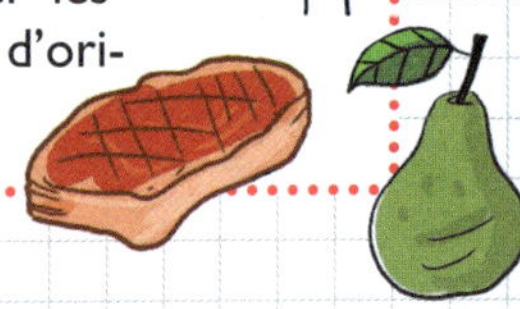

Le régime viking (ou nordique)

C'est quoi exactement ? Le régime viking, ou *new nordic diet*, préconise de s'inspirer des traditions scandinaves pour retrouver une alimentation saine et perdre des kilos. Au programme : des fruits, des baies, des légumes, des légumineuses, des céréales complètes, des poissons et des crustacés, des produits bio. En revanche, il limite les viandes à 3 repas par semaine, et les additifs ainsi que les produits transformés sont interdits.

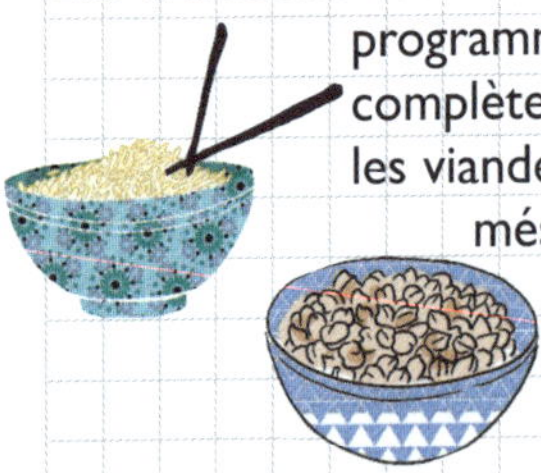

Alors, je tente ou pas ? Oui, si je suis prête à faire du tri !

L'avis de l'expert

Manger plus sain est toujours une bonne idée mais, dans une optique de perte de poids, il faut aussi manger moins. Ici, il faudra donc veiller à manger des portions raisonnables et à choisir vos céréales complètes avec soin : pas de blé, mais plutôt du quinoa et du riz complet.

Le régime Dukan

C'est quoi exactement ? Le régime Dukan n'a qu'un seul mot d'ordre : les protéines ! Le programme se divise en quatre phases (d'attaque, alternative, de consolidation et de stabilisation) donnant une place plus ou moins importante à la viande, au poisson, aux laitages à 0 % de MG et autres protéines avant un retour progressif à une alimentation normale.
Alors, je tente ou pas ? Non, non et non !

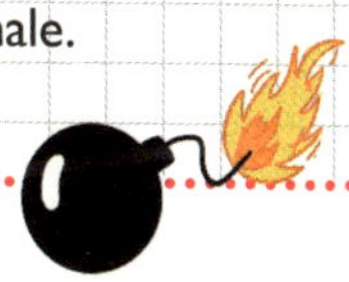

L'avis de l'expert

En donnant trop d'importance aux protéines, le régime Dukan déséquilibre tout le métabolisme, favorise l'apparition de carences et épuise l'organisme. Résultat : la fatigue et la frustration s'installent, ce qui est particulièrement déconseillé chez les jeunes mamans, déjà fragiles.

Le régime Weight Watchers

C'est quoi exactement ? Cette diète hypocalorique est basée sur l'attribution de points fixés en fonction de la taille, du poids, de l'âge et des activités physiques pratiquées. Ces points peuvent être dépensés en aliments évalués en fonction de leur valeur nutritionnelle. Véritable coaching alimentaire (un suivi en groupe ou en ligne est assuré), il permet de perdre progressivement, sans privation.
Alors, je tente ou pas ? Oui, les yeux fermés !

L'avis de l'expert

C'est le régime parfait pour la période postnatale. Non seulement il est équilibré, mais il est facile à suivre depuis la maison, n'engendre ni carence ni frustration, et permet, en plus, un suivi personnalisé.

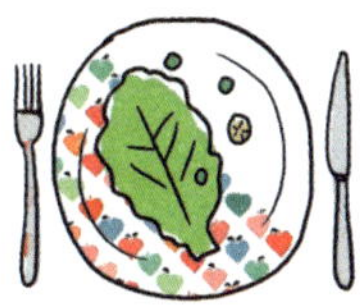

Le régime 5:2

C'est quoi exactement ? Un régime basé sur un jeûne intermittent. Pendant 5 jours par semaine, on mange normalement. Pendant les deux jours restants (qui ne sont pas forcément consécutifs), on réduit son apport calorique à 500 ou 600 kcal par jour seulement.
Alors, je tente ou pas ? Pas pour le moment !

L'avis de l'expert

Les périodes de jeûne ou de monodiète peuvent avoir du bon pour nettoyer l'organisme. Toutefois, pour les personnes ayant tendance à succomber aux fringales, un peu déprimées ou fragiles, ce régime peut conduire, après les deux jours *light*, à de gros craquages ; il devient ainsi complètement contre-productif, en favorisant les régimes yo-yo.

Le régime Dash

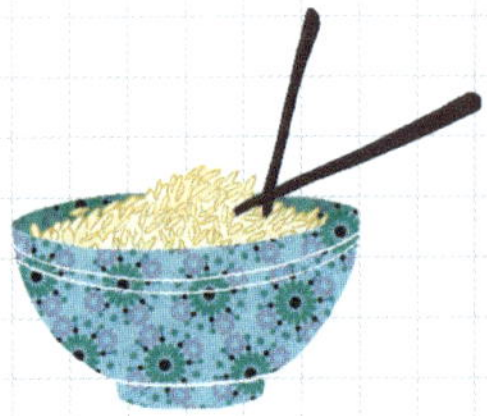

C'est quoi exactement ? Initialement pensé pour les patients atteints d'hypertension artérielle, ce régime, dans sa version hypocalorique (1 600 kcal par jour), se base sur un savant équilibre des portions. Sont ainsi autorisées, chaque jour, 6 portions de céréales complètes (100 g de féculents), 4 portions de fruits et 4 portions de légumes (75 g), 2 à 3 portions de produits laitiers, de 3 à 6 portions de viande maigre (50 g), 2 portions de corps gras (1 c. à c. d'huile). En revanche, zéro sucrerie !

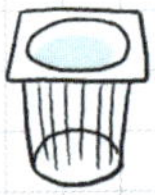

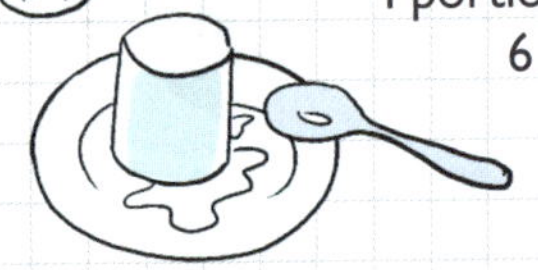

Alors, je tente ou pas ? Bof !

L'avis de l'expert

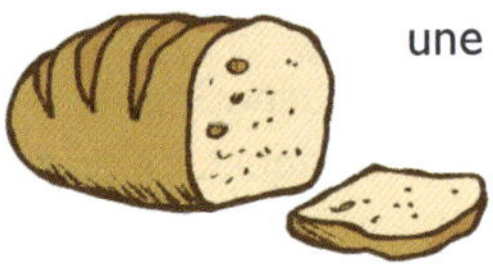

Le régime Dash mise trop sur la réduction des graisses et donne une place trop importante aux céréales. Résultat : il favorise peut-être la perte de poids, mais ne s'inscrit pas dans une alimentation santé qui permette de conserver l'énergie dont on a tellement besoin quand on est jeune maman.

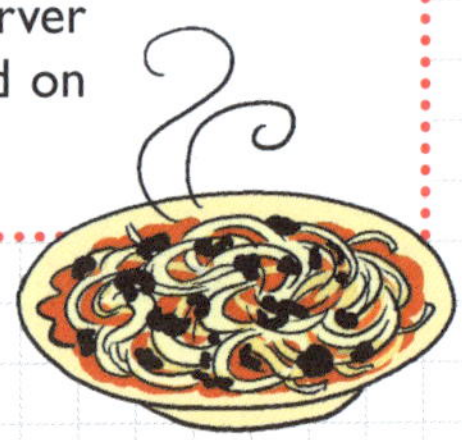

Le régime soupe

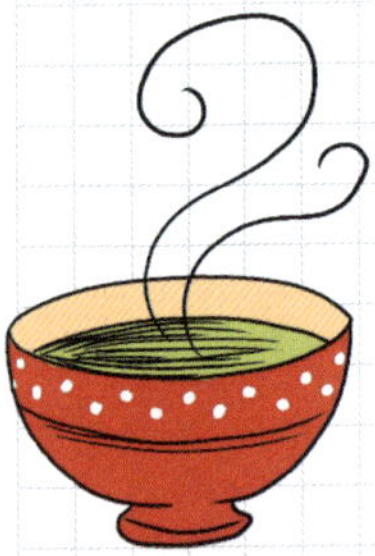

C'est quoi exactement ? Dans votre assiette, des bonnes soupes de grand-mère (à base d'ail, de chou, d'oignons, de poireaux, d'asperges, de céleri en branche, de thym, de persil…). Suivi en cures d'une semaine, il associe, dans sa version *warrior* (800 kcal par jour), soupes, fruits et légumes pendant 4 jours, puis autorise les viandes maigres pendant les 3 derniers jours.

Alors, je tente ou pas ? Plus tard, peut-être !

L'avis de l'expert

Le régime soupe peut permettre de drainer l'organisme. Toutefois, il peut lui aussi favoriser les écarts et les frustrations, et nécessite une période de stabilisation importante. À tenter donc quand vous aurez perdu vos kilos et aurez besoin d'une cure de maintien.

Mes repas minceur, pour retrouver la ligne en me faisant plaisir

Votre bébé est sevré et vous êtes bien reposée ? Il est temps de commencer votre régime spécial « jeune maman ».Au menu : entre 1 500 et 1 600 kcal par jour pour maigrir en douceur… et sans frustration ! Inspirez-vous de ces menus et recettes, à adapter en fonction des produits de saison.

Votre menu printemps-été

Repas	Calories
Petit déj' • 1 boisson chaude non sucrée • 2 galettes de riz complet + purée de fraises (80 g) • 1 yaourt au lait de brebis nature + 1 c. à c. de miel • 1 kiwi 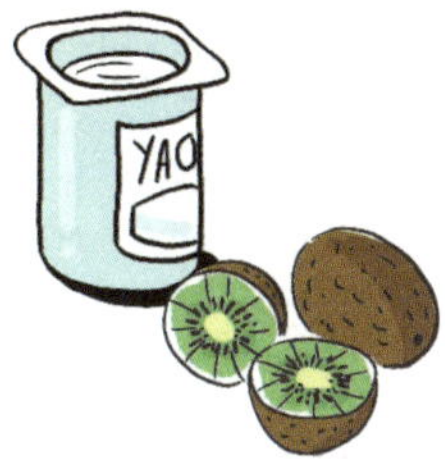	0 50 + 27 87 + 30 50 soit 244 kcal
Collation • ½ pomme coupée en morceaux • 6 noix 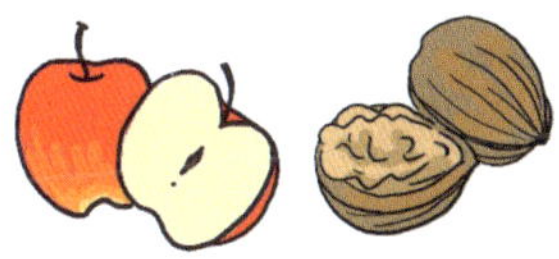	42 130 soit 172 kcal
Déjeuner • 1 petite salade de pousses d'épinard (100 g), des graines germées (50 g, Alfalfa ou autre) • assaisonnement (1 c. à c. d'huile d'olive et 1 c. à c. de vinaigre balsamique) • 1 papillote de cabillaud à la provençale et ses légumes, 80 g de quinoa • 2 abricots 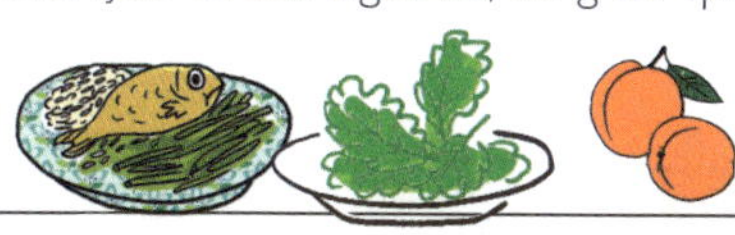	20 + 11 87 + 10 140 + 295 40 soit 603 kcal
Collation • 1 carotte coupée en bâtonnets • 2 petits carrés de chocolat noir 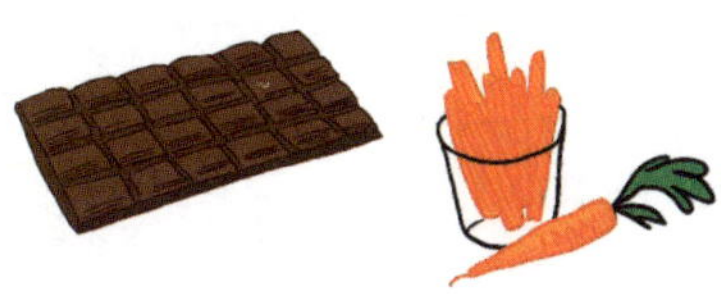	45 50 soit 95 kcal

Dîner • 1 bol de gaspacho concombre-feta • 1 assiette de taboulé libanais • 1 tranche de pain au levain • 1 part de melon	140 157 100 34 soit 431 kcal
Total	**1 545 kcal**

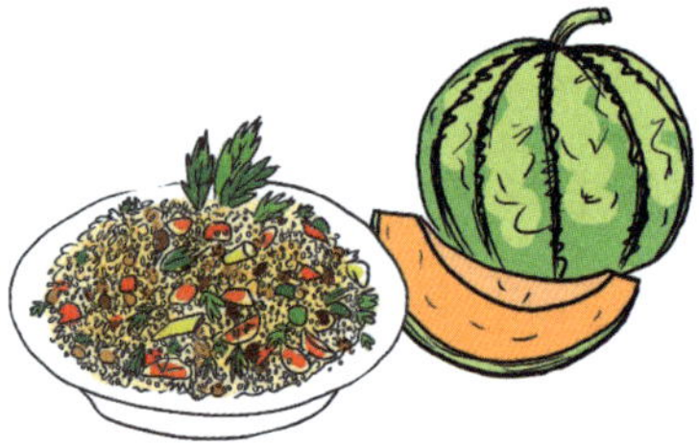

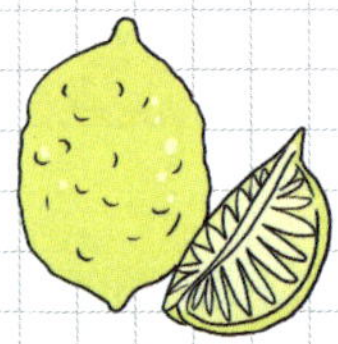

Papillote de cabillaud à la provençale (pour 1 personne)

• Émincez 1 petit poivron rouge (environ 100 g) et 1 oignon. Coupez 5 ou 6 tomates cerises en petits morceaux. Faites revenir le tout 15 minutes dans une casserole avec des câpres (quantité à ajuster selon votre goût, 50 g environ). L'objectif : faire compoter légèrement le mélange.
• Placez les légumes sur un carré de papier sulfurisé et déposez-y un morceau de cabillaud de 80 g. Saupoudrez d'herbes de Provence et d'un peu de paprika (facultatif), ajoutez quelques feuilles de coriandre et refermez la papillote.
• Faites cuire pendant 20 minutes au four préchauffé à 180 °C (th. 6).

Gaspacho concombre-feta (pour 2 personnes)

Pelez 1 concombre, 1 gousse d'ail et 1 petit oignon frais, puis coupez-les en morceaux. Ciselez quelques feuilles de menthe. Passez le tout au blender avec un yaourt nature au lait de chèvre et 50 g de feta. Assaisonnez et gardez au frais (idéalement, 1 heure) avant de servir.

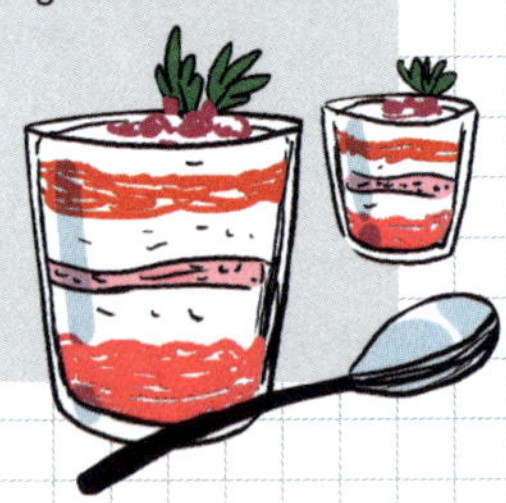

Taboulé libanais sans gluten (pour 4 personnes)

• Ciselez très finement 1 botte de persil, 1 botte de coriandre et ½ botte de menthe. Ajoutez 3 tomates et un petit oignon finement haché.
• Si vous le souhaitez, vous pouvez remplacer le boulgour ou la semoule habituellement utilisés dans le taboulé par 100 g de pois chiches concassés.
• Assaisonnez avec du poivre, du sel, le jus d'un citron et 1 c. à s. d'huile d'olive.

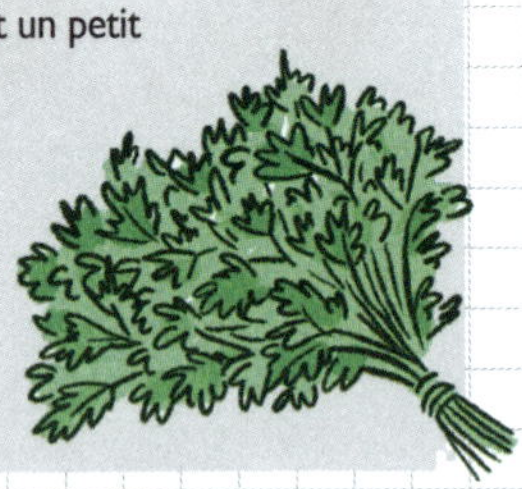

Moins de sucre !
Pour remplacer votre confiture du matin (très riche en sucre), faites cuire à feu doux des fruits de saison jusqu'à obtention d'une purée. À noter : les fruits riches en eau (melon, pastèque, agrumes…) ne se prêtent évidemment pas à la transformation, contrairement aux fruits rouges, aux pêches, aux abricots, aux pommes… À conserver au frais pendant quelques jours.

Votre menu automne-hiver

Repas	Calories
Petit déj' • 1 boisson chaude non sucrée • 2 galettes de riz complet + purée de pommes-poires (80 g) • 1 yaourt au lait de brebis nature + 1 c. à c. de miel • 1 verre de jus de pamplemousse frais	 0 50 + 45 87 + 30 39 soit 251 kcal
Collation • 80 g d'ananas frais en morceaux • 6 ou 7 noisettes (20 g)	 40 125 soit 165 kcal
Déjeuner • 1 salade de kale (100 g) et de graines germées (50 g, fenouil ou autres) • assaisonnement (1 c. à c. d'huile de noix + 1 c. à c. de vinaigre balsamique) • 1 petit bol de soupe de lentilles corail aux épices • 1 blini au sarrasin + 1 portion de fromage de chèvre frais (40 g) • 2 clémentines	 30 + 11 87 + 10 190 100 + 65 94 soit 587 kcal
Collation • ½ pomme • 2 carrés de chocolat noir	 42 50 soit 92 kcal
Dîner • 150 g de salade de carottes et de céleri-rave • assaisonnement • 2 œufs pochés • 200 g de purée de potiron et de pommes de terre • si vous n'avez pas pris de collation, 1 fruit	 63 97 143 144 – soit 447 kcal
Total	**1 542 kcal**

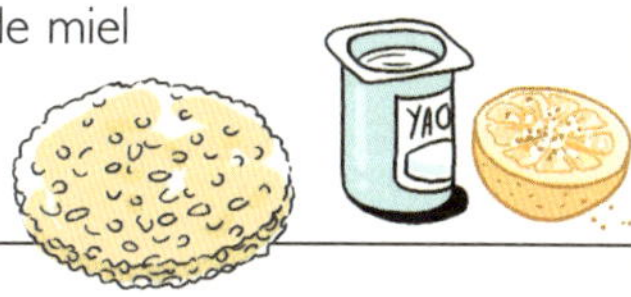

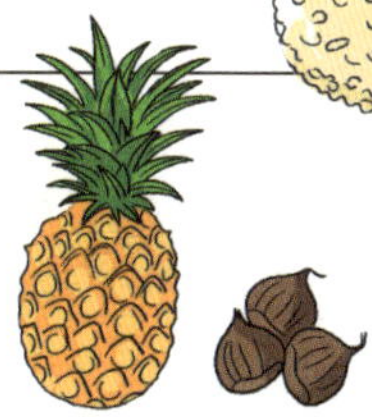
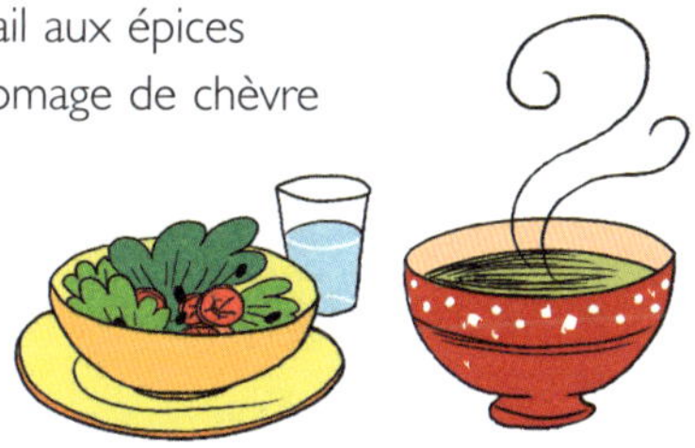
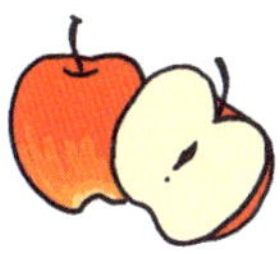
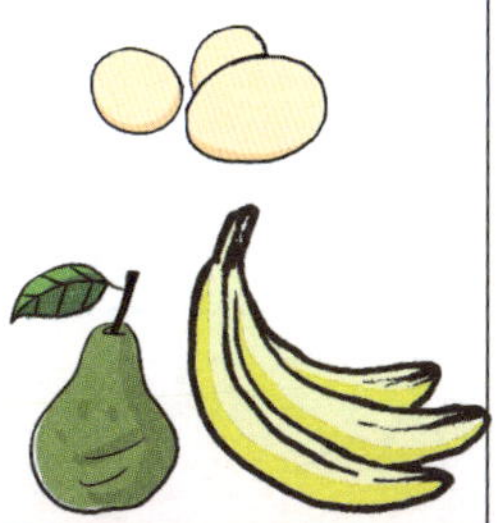

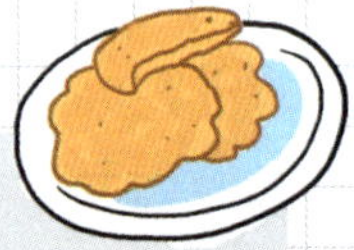

Blinis au sarrasin (pour 4 grandes pièces)

• Dans un saladier, mélangez 85 g de farine de sarrasin et 1 sachet de levure chimique.
• Incorporez 1 œuf entier, puis 200 g de fromage blanc à 0 % de MG. Laissez reposer pendant 30 minutes.
• Faites chauffer une poêle, mettez-y 2 c. à s. de pâte (pour un blini) et faites cuire 2 minutes de chaque côté, jusqu'à ce que le blini soit bien doré.

Purée de potiron et de pommes de terre (pour 4 personnes)

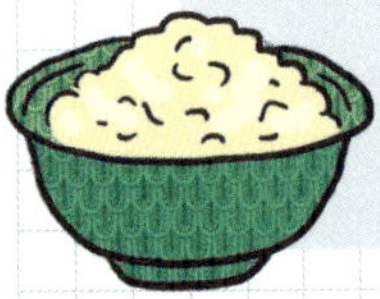

• Pelez et coupez en morceaux 1 kg de potiron, 300 g de pommes de terre, 1 oignon et 1 gousse d'ail.
• Faites cuire le tout à la vapeur pendant 30 minutes au moins.
• Ensuite, mixez avec 1 c. à s. d'huile d'olive, ajoutez un peu de noix de muscade, salez et poivrez.

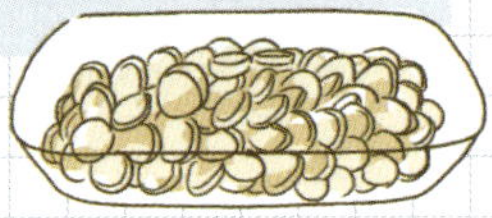

Soupe de lentilles corail aux épices (pour 4 personnes)

• Coupez finement 2 oignons, 1 gousse d'ail, 2 carottes et 1 grosse tomate. Faites-les revenir pendant 5 à 10 minutes dans une casserole avec 1 c. à s. d'huile d'olive et 2 c. à c. de ras al-hanout (mélange d'épices d'Afrique du Nord). L'alternative : 1 c. à c. de cumin et 1 c. à c. de baies de coriandre moulues.
• Ajoutez 1 litre de bouillon (légumes ou volaille) et 200 g de lentilles corail. Portez à ébullition et laissez cuire 30 minutes environ.
• Quand les lentilles sont bien fondantes, mixez le tout. Assaisonnez et servez bien chaud, décoré de quelques feuilles de coriandre et de baies roses concassées.

Débarrassez-vous de vos mauvaises habitudes !
L'avis de l'expert, Muriel Servais, psychodiététicienne
La période postnatale, c'est-à-dire après l'allaitement, est le moment idéal pour se débarrasser de quelques réflexes alimentaires qui fatiguent l'organisme. Inutile, par exemple, de manger une protéine animale à chaque repas. Manger de la viande 3 ou 4 fois par semaine en alternance avec du poisson et des œufs est largement suffisant ! De la même façon, on a tendance à consommer trop de laitages (et notamment de produits à base de lait de vache). N'hésitez pas à alterner yaourts et compotes, et à limiter le fromage.

10 astuces anti-fringales

Avoir une alimentation saine, c'est facile… jusqu'au jour où cette maudite tentation (beignet, charcuterie, fromage ou chocolat) vient vous titiller les papilles. Vous allez craquer ? Pas de panique ! Grâce à ces quelques astuces anti-fringales décryptées par Muriel Servais, psycho-diététicienne, la faim ne passera pas par vous !

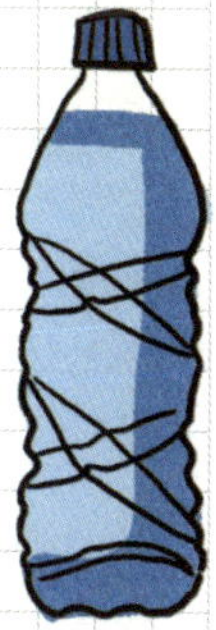

Pour combler un gros creux, je m'offre un petit verre d'eau.
Vrai ☐ Faux ☐

Vrai et faux. En prenant de l'espace dans l'estomac, l'eau calme la faim, surtout en cas de fringale « émotionnelle » (stress, déprime). En revanche, cette sensation de satiété peut être très temporaire si votre précédent repas a été peu nutritif. Dans ce cas, l'eau peut faire repartir la fringale de plus belle !

Si je rumine mes repas comme une vachette, la faim me taquinera moins. Vrai ☐ Faux ☐

Vrai. En mâchant et en salivant, le processus digestif est stimulé. Résultat : l'effet de satiété s'installe de lui-même une fois 400 calories (environ) consommées. Autre bienfait de la mastication : elle stimule les enzymes, dont le rôle est de digérer les sucres. Les nutriments qui apaisent la faim restent alors plus longtemps dans l'organisme !

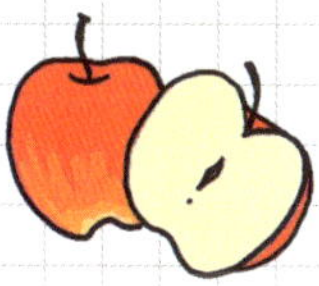

Rien ne vaut une bonne pomme pour caler un estomac grognon. Vrai ☐ Faux ☐

Vrai. Parmi les fruits anti-fringales, la pomme tient le dessus du panier en étant riche en pectine, une fibre végétale coupe-faim. Les autres fruits qui peuvent vous caler : la banane, les abricots et les cerises (plus sucrées).

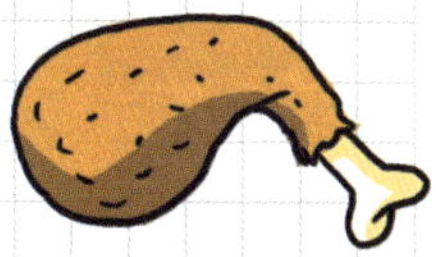

Pour éviter les petits creux, je fais la carnivore !
Vrai ☐ Faux ☐

Vrai. Sur le papier, la viande a tout pour elle : elle nécessite une bonne mastication et libère une protéine « rassasiante » (la cholécystokinine). En revanche, elle est difficile à digérer. Mieux vaut donc la rationner. La bonne dose : 80 g de viande blanche, à manger le midi de préférence.

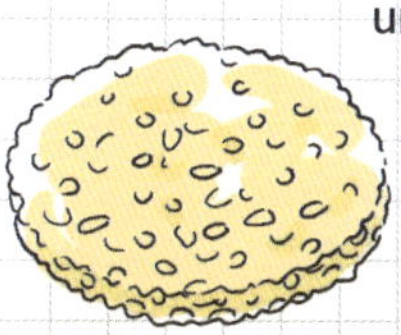

Une petite faim ? Une tranche de pain ne peut pas me faire de mal. Vrai ☐ Faux ☐

Faux. Toutes les céréales raffinées ont tendance à faire augmenter la glycémie, et donc à donner faim. De plus, certaines céréales, comme le blé, influent plus fortement sur ce taux de sucre. Plutôt que dans un bout de pain, croquez dans une galette de riz complet ou de sarrasin !

Pour éviter les fringales, j'abuse des épices. Vrai ☐ Faux ☐

Vrai. Une alimentation épicée induit une forme de plaisir (on savoure plus, on mange moins vite) et installe donc la satiété plus longtemps. De plus, certaines épices, comme le curcuma ou le poivre noir, sont reconnues pour être des coupe-faim naturels.

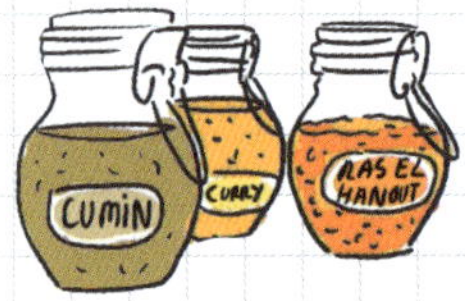

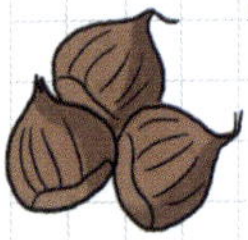

Je gargouille. J'engloutis quelques fruits secs, ça calmera la bête ! Vrai ☐ Faux ☐

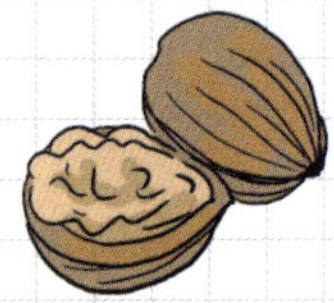

Vrai et faux. Si les fruits secs ont l'avantage de caler, ils ont aussi tendance à être assez addictifs. La bonne quantité cale-faim : 6 ou 7 pièces. Privilégiez les noix et les noisettes, riches en oméga 3.

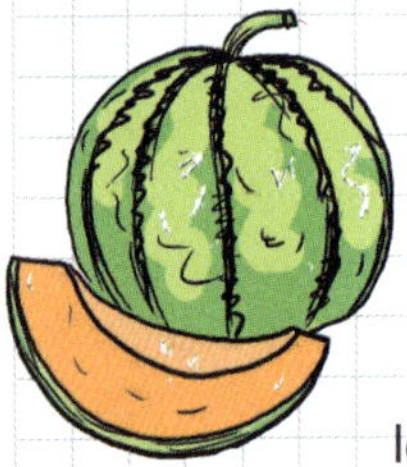

Un encas sucré me donnera toujours envie de grignoter. Vrai ☐ Faux ☐

Vrai et faux. Tout dépend du type de sucre. Les sucres raffinés d'une barre chocolatée font grimper la glycémie et redonnent faim quasi immédiatement. En revanche, les sucres apportés par les fruits sont, d'un point de vue nutritionnel, plus intéressants (sans oublier leur fonction d'élimination). À savourer, par conséquent, en quantité raisonnable (voir p. 59).

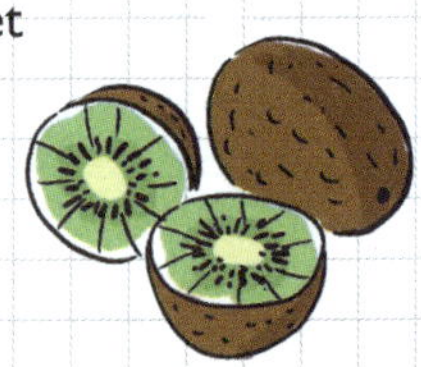

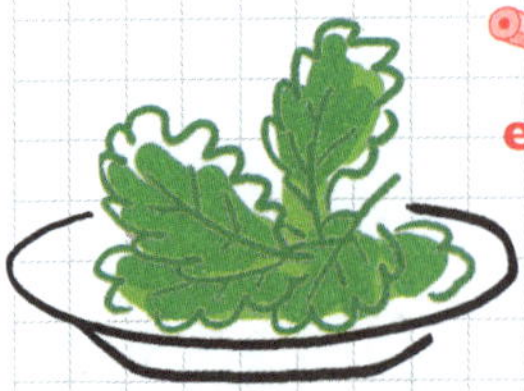

Pour éviter les fringales, je me mets aux crudités et j'abandonne les purées ! Vrai ☐ Faux ☐

Vrai. Contrairement aux légumes cuits, les crudités demandent plus d'efforts de mastication et de salivation, elles sont donc assimilées moins rapidement par l'organisme. Autre atout : leur apport vitaminique. Mais attention si votre estomac est sensible : certains légumes crus (les choux, notamment) sont plus difficiles à assimiler…

Laitage à 0 % au goûter, petite faim apaisée ! Vrai ☐ Faux ☐

Vrai. S'ils peuvent caler les petites faims, les yaourts sont aussi des « acidifiants », à manger avec parcimonie. Vous êtes fan de laitages ? Misez sur les produits à base de lait de brebis ou de lait de chèvre, plus faciles à assimiler.

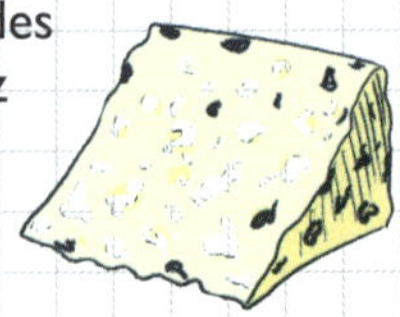

Je repère mes faux amis minceur

Vous les pensez inoffensifs, voire bénéfiques ! Seulement voilà : certains aliments sont de véritables traîtres du régime, prêts à vous coller aux fesses au premier grignotage…

Je me méfie des céréales allégées (et autres produits light)

Pourquoi sont-ils traîtres ? En période de régime, certains aliments, *light* ou non, sont toujours déconseillés (chips, biscuits…). Par ailleurs, les produits allégés peuvent être trompeurs. La preuve : l'apport en glucides de 100 g de certaines céréales *light* est à peine moins élevé que celui de 100 g de céréales pour enfant, et l'apport en lipides, plus élevé !

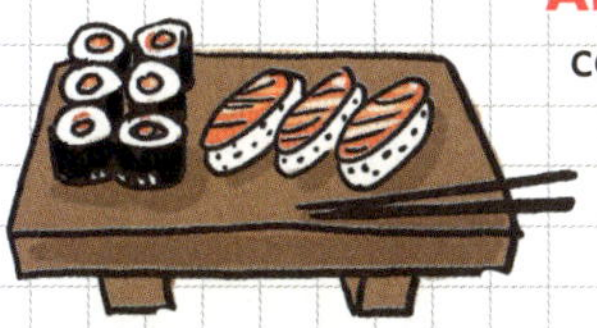

Alors, je fais quoi ? Scrutez les étiquettes pour comparer les calories, ainsi que les taux de sucres et de graisses.

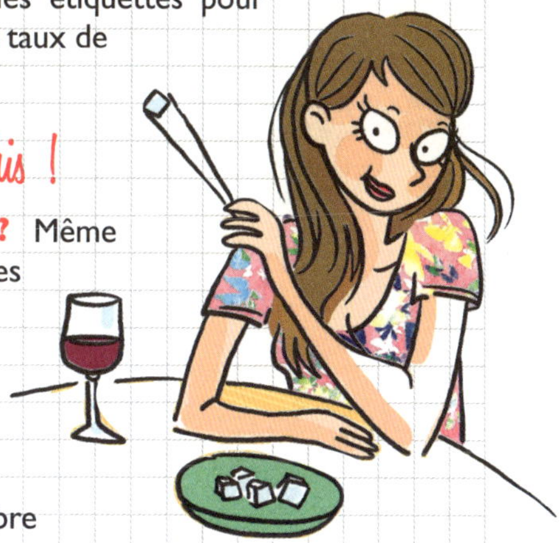

Je surveille de près mes sushis !

Pourquoi sont-ils traîtres ? Même si les poissons entrant dans leur composition sont riches en bonnes graisses (oméga 3), les sushis sont assez caloriques (50 kcal pour un sushi saumon). En soi, rien de dramatique… si les quantités restent raisonnables.

Alors, je fais quoi ? Limitez-vous à 6 ou 7 pièces (soit 350 kcal) ainsi qu'à une soupe miso (40 kcal). Si la faim vous tenaille, ajoutez 6 makis au concombre (140 kcal)…

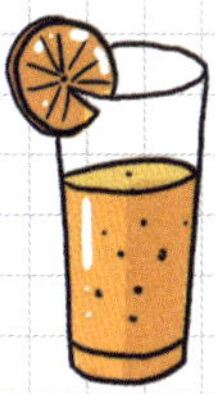

Je soupçonne les fruits de ne pas me vouloir que du bien !

Pourquoi sont-ils traîtres ? Indispensables pour leur apport en vitamines et leurs vertus drainantes, les fruits sont, en revanche, assez riches en sucre.

Alors, je fais quoi ? Premier réflexe : privilégier les fruits peu sucrés (pamplemousse, framboises, abricots). Ensuite, réévaluez vos portions. Au menu : 5 portions de 80 g (une demi-pomme) par jour. Enfin, privilégiez les fruits à croquer aux jus et autres smoothies !

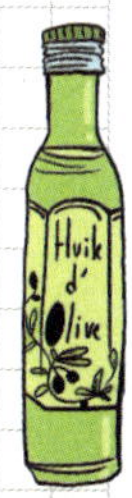

Je regarde l'huile d'olive de travers !

Pourquoi est-elle traître ? Riche en antioxydants, l'huile d'olive est une alliée santé très grasse (121 kcal pour 15 g) !

Alors, je fais quoi ? Limitez l'huile à 1 cuillère à soupe par repas et alternez l'olive, la noix et le colza.

Au secours, je vais craquer !

Côté régime, vous avez été d'une exemplarité parfaite, mais voilà… c'était sans compter sur ce dessert au chocolat qui scande votre nom depuis la carte du restaurant. Guide de survie pour rattraper les petits craquages, à défaut d'avoir pu les éviter !

J'ai envie de viennoiseries

Pourquoi j'évite ? Ah, les croissants du matin… Tentants, évidemment ! Mais il y a fort à parier que vous allez regretter d'avoir craqué. Et pour cause : un croissant pur beurre peut atteindre jusqu'à 400 kcal, et 100 g de brioche, 375 kcal.

→ **Alors, je fais quoi ?** Éradiquez le beurre et misez sur la brioche au fromage blanc. À manger nature ET avec parcimonie !

→ **L'équation gagnante si j'ai succombé à la tentation…** Si vous avez mangé deux tranches de brioche (80 g = 300 kcal), faites une balade dominicale en forêt avec votre bébé (1 heure de rando dans les bois = 400 kcal).

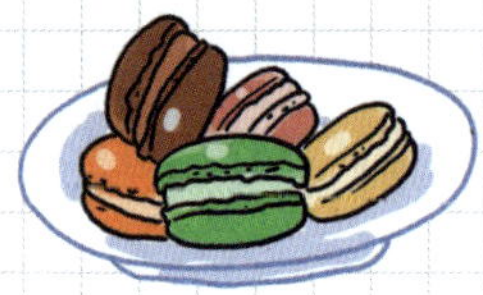

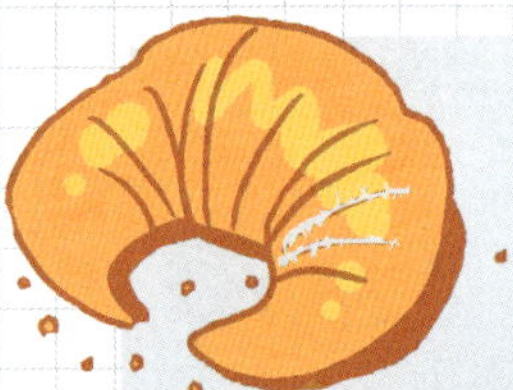

Brioche sans matière grasse

- Mélangez dans une jatte 400 g de farine, une pincée de sel, 40 g de sucre en poudre et un sachet de levure de boulanger instantanée. Ajoutez au mélange 200 g de fromage blanc à 0 % de MG, 1 œuf entier et 3 jaunes, préalablement battus. Pétrissez 10 minutes, puis laissez reposer pendant 2 heures.
- Coupez votre pâte en gros tronçons et placez-la dans un moule. Couvrez à l'aide d'un torchon et laissez monter pendant 45 minutes.
- Battez 1 œuf en omelette et badigeonnez-en la surface de la pâte, pour lui permettre de bien dorer. Faites cuire pendant 30 minutes dans le four préchauffé à 180 °C (th. 6).

Je me damnerais pour une assiette de charcuterie

Pourquoi j'évite ? Un peu de saucisson, ça ne peut pas faire de mal… Eh bien, détrompez-vous : avec la charcuterie, le compteur à calories explose vite. La preuve : 410 kcal pour 100 g de saucisson ou de rillettes, et plus de 330 kcal pour la même quantité de pâté.

→ **Alors, je fais quoi ?** Misez sur les délices plus *light*, comme la viande des Grisons ou le jambon blanc.

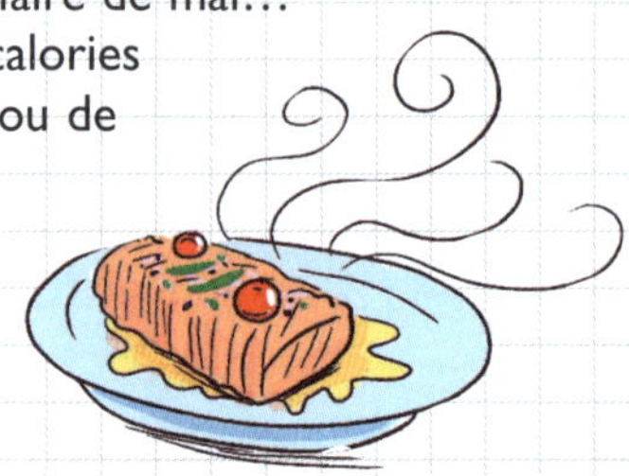

L'équation gagnante si j'ai succombé à la tentation... Si vous avez trinqué au vin rouge (un verre = 82 kcal) et grignoté quelques tranches de saucisson (75 g = 300 kcal), faites 1 heure d'aquagym (400 kcal perdues).

Petits roulés au jambon

- Mélangez dans un ramequin 4 portions de fromage frais, ½ échalote, quelques câpres, du persil finement haché, une pointe de sel et un trait d'huile d'olive.
- Étalez le mélange sur des tranches de jambon blanc. Roulez bien serré, coupez en tranches d'environ 1,5 cm de large et fixez chaque petit roulé avec un cure-dent.

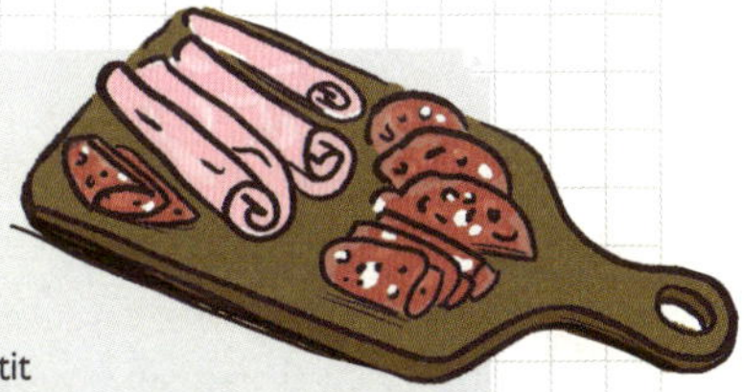

Je rêve d'un fondant au chocolat

Pourquoi j'évite ? Un bon fondant au chocolat, c'est certes beaucoup de plaisir, mais aussi du beurre, du sucre… et 440 kcal pour 100 g.

Alors, je fais quoi ? Réservez les desserts au chocolat pour les occasions festives et offrez-vous plutôt deux carrés de chocolat noir au goûter (voir p. 48).

L'équation gagnante si j'ai succombé à la tentation... Vous avez englouti un bon fondant ? Faites deux séances de 15 minutes de corde à sauter (voir p. 38) !

Mugcake light au choco (à savourer avec parcimonie !)

- Faites fondre au micro-ondes 40 g de chocolat noir à 75 % de cacao pendant environ 20 secondes. Remuez énergiquement afin de lisser le chocolat.
- Ajoutez 1 c. à s. de fromage blanc, 1 œuf, 5 c. à s. de farine et 1 pincée de levure chimique. Faites cuire entre 50 secondes et 1 minute à température maximale.

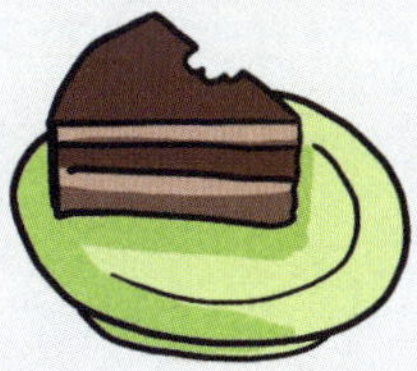

Et si on se commandait une bonne pizza ?

Pourquoi j'évite ? C'est sûr, la pizza promet la *dolce vita* à votre palais ! Le problème : la note énergétique est beaucoup moins douce. Pour 100 g de margherita, vous absorbez 216 kcal. Quand on sait qu'une pizza pèse entre 300 et 400 g…

Alors, je fais quoi ? Réduisez les doses. Au menu : un quart de pizza + une salade verte. L'alternative : une assiette de spaghettis bolognaise (sans parmesan). À 120 kcal les 100 g, c'est autorisé !

L'équation gagnante si j'ai succombé à la tentation… Vous avez craqué pour une pizza de 300 g (650 kcal) ? Faites une balade à vélo à allure soutenue (1 h 30 = 600 kcal ou plus). Mais attention : la rééducation du périnée est requise !

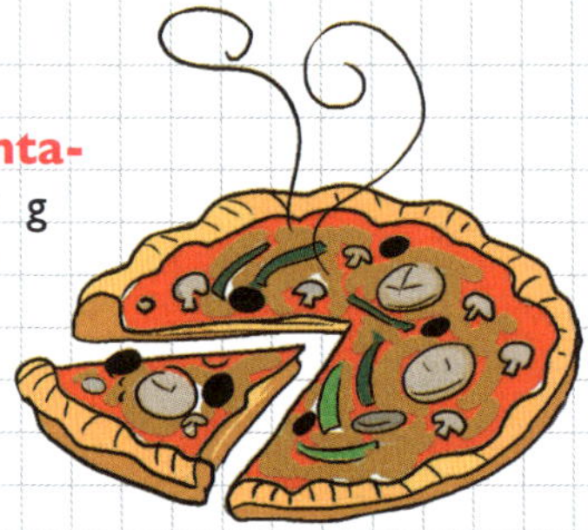

Allez, je ressors l'appareil à raclette !

Pourquoi j'évite ? En hiver, c'est tentant de s'offrir une raclette réconfort… sauf que ce petit plaisir vous coûte quelque 350 kcal aux 100 g pour le seul fromage !

Alors, je fais quoi ? Offrez-vous une tartiflette *light*. À base de cancoillotte, et donc de lait écrémé, elle permet de se régaler sans (trop) abuser.

L'équation gagnante si j'ai succombé à la tentation… En cumulant fromage, charcuterie et pommes de terre, on engloutit vite l'équivalent de 920 kcal. Pour les perdre, courez (1 h de running = 800 kcal ou plus).

Tartiflette light (pour 4 personnes)

- Lavez et faites cuire à la vapeur 4 pommes de terre et 1 blanc de poireau émincé. Coupez les pommes de terre en rondelles et disposez le tout dans un plat à four.
- Ajoutez 2 c. à s. de cancoillotte, 2 c. à s. de fromage blanc à 0 % de MG et un 1 œuf battu. Vous pouvez également inclure au mélange 1 tranche de jambon blanc coupée en dés.
- Poivrez, salez et faites cuire pendant 30 minutes dans le four préchauffé à 180 °C (th. 6).

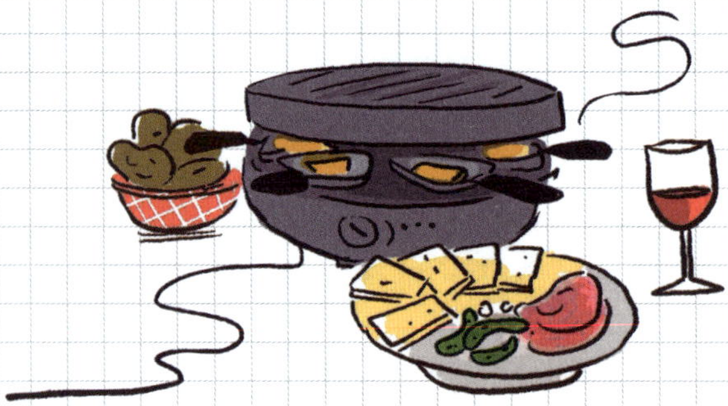

Ne pensez pas seulement aux calories…
Au-delà des calories, le succès d'un régime dépend avant tout du contenu de votre assiette, le corps transformant certains aliments beaucoup plus facilement que d'autres. Ainsi, vous allez brûler beaucoup plus de calories en métabolisant 100 kcal de viande que 100 kcal de beurre, qui seront simplement « stockées » ! Votre mot d'ordre : respecter les bonnes proportions entre les différents nutriments, soit environ 75 % de végétaux, 20 % de protéines, 5 % de glucides (sucres lents et rapides) et 3 % de lipides (graisses).

Mes réflexes ventre plat

Les résultats de votre programme minceur se font peut-être attendre, mais il n'est pourtant pas question de baisser les bras ! Avant d'arriver à vos fins, jouez-la malin pour avoir l'air plus mince, l'air de rien. En attendant de perdre (définitivement) votre petit bidon, veillez à adopter ces quelques réflexes anti-gonflement, soufflés par Muriel Servais, psycho-diététicienne.

Je salive devant mon repas !

Vous avez souvent l'impression d'être à deux doigts d'imploser à la fin d'un repas ? Désamorcez la bombe des ballonnements en savourant vos plats ! En effet, en mangeant lentement et en mâchant bien, vous activez le processus de salivation qui rend, par son action chimique, les différents composants des aliments plus facilement assimilables par l'organisme. Résultat : le ventre n'accuse pas le coup de l'usine à gaz que peut devenir parfois la digestion.

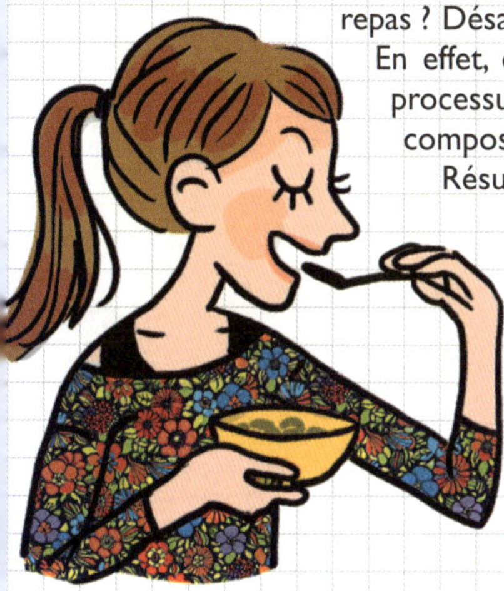

Je me déleste de mes émotions négatives

Avant même de penser aux aliments à choisir pour votre repas, rappelez-vous un adage (qui gagne encore à être connu) : « Manger stressée (ou déprimée), ballonnements assurés ! » L'explication : quand on n'est pas dans son assiette, on a tendance à faire moins attention aux aliments que l'on choisit, à manger plus rapidement et dans des conditions moins favorables à la digestion. Englouti en 5 minutes sur un coin de bureau, le repas prend vite sa revanche et vient perturber votre transit. *A contrario,* le repas idéal se prend tranquillement, dans la joie et la bonne humeur, et il dure aussi longtemps que possible !

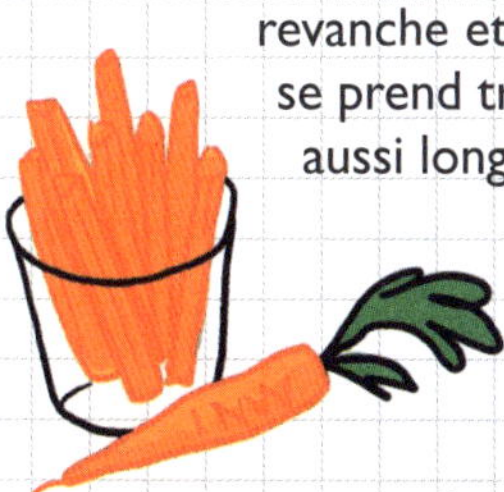

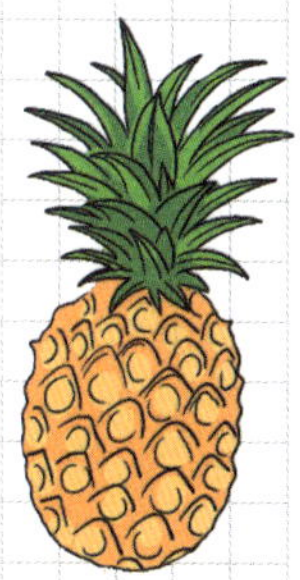

J'accrois ma consommation d'aliments qui affinent

Contrairement aux idées reçues, manger les aliments crus ne les rend pas plus difficiles à digérer. Au contraire, quand on sait bien les choisir, ils offriraient même un certain confort intestinal (et un ventre plat). Au menu : des pommes (qui, grâce à leur teneur en pectine, vont en plus couper la faim), de l'ananas (qui favorise l'élimination), du citron, des carottes et tous les légumes à feuilles, riches en chlorophylle, à commencer par les épinards.

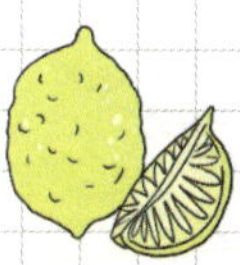

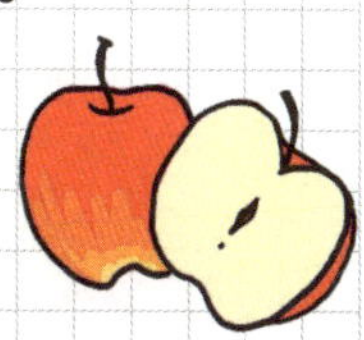

Je botte en touche face aux mets qui ballonnent

Toute une flopée d'aliments peut venir contrarier le processus digestif et vous faire gonfler comme les ballons à l'hélium de votre petite nièce. À limiter dans votre assiette : la viande rouge, qui tend à fermenter et à changer la nature de la flore intestinale. Impossible de l'éradiquer de votre assiette ? Préférez-la en tartare, une fois par semaine, et privilégiez les protéines qui se mangent à la fourchette et sans couteau (poisson blanc…), bien plus digestes. Autres aliments un poil trop « gonflants » : les choux cuits, les légumineuses mangées en trop grande quantité, les produits laitiers (hors yaourts), les charcuteries… Sans compter les boissons gazeuses et les chewing-gums, qui promettent de vous (faire) enfler.

Je souffle un peu grâce aux condiments

Pas question pour autant de vous priver si vraiment vous rêvez d'une bonne potée (on ne sait jamais !). Le réflexe SOS ventre plat à adopter : cuisinez avec des herbes et des baies reconnues pour leurs vertus digestives. Le fenouil, la baie de genièvre, le romarin ou encore le thym devraient ainsi vous permettre de faire quelques écarts.

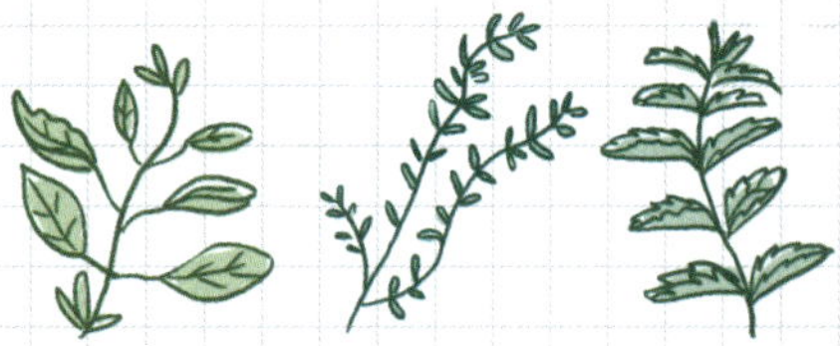

Je (me) dégonfle devant les mauvaises associations

Les plats préparés, c'est pratique, certes, mais vous n'avez malheureusement pas la main sur leur composition. C'est là que le bât blesse : rien ne garantit que votre délice réchauffé au micro-ondes ne contient pas des aliments qui favorisent les ballonnements, même en faible quantité. Impossible de vous mettre aux fourneaux pour concocter votre petit dîner ? Privilégiez les préparations industrielles monoproduit (un légume, une légumineuse), de préférence bio.

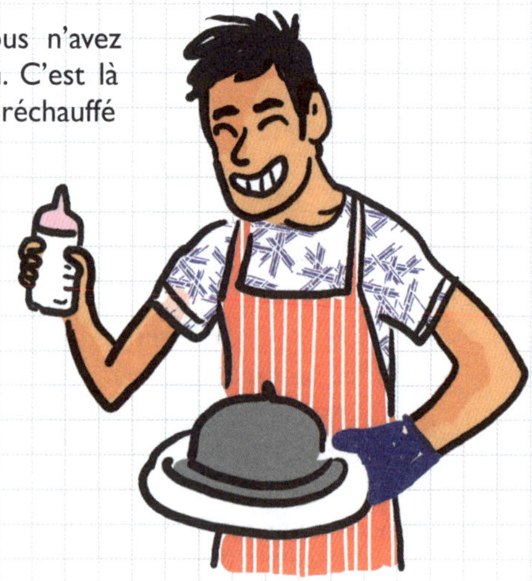

Chapitre 5

Bien dans ma tête !

En attendant votre bébé, vous vous imaginiez radieuse après la naissance, pataugeant dans l'amour familial, donnant des bisous et des câlins… Seulement voilà, depuis que vous êtes maman, la réalité vous semble un peu plus rude : entre la fatigue qui s'accumule, le manque de confiance en vos compétences maternelles et les petits coups de blues, vous vous sentez parfois vidée.

Peut-être même avez-vous l'impression de traverser le désert émotionnel de la jeune maman esseulée. Ne baissez pas les bras : les embûches de ce qui vous semble relever du parcours du combattant peuvent être facilement évitées, surtout si vous respectez les « règles d'or » des jeunes recrues au poste de la maternité !

Avant tout, ne vous laissez pas déboussoler par vos émotions. Votre objectif : différencier les baisses de moral passagères, notamment dues au célèbre baby-blues, et les idées noires qui s'installent, vous empêchant d'aller de l'avant. Une fois que vous y serez parvenue, il vous sera facile de savoir si vous devez chercher de l'aide auprès d'un professionnel de l'écoute.

Une fois votre GPS émotionnel bien réglé, vous pourrez vous délester de toutes les petites choses qui vous pèsent au quotidien. Bien des mamans angoissent face à un biberon qui n'est pas terminé ou à une maison en pagaille, elles arrivent à se convaincre qu'elles ne sont pas à la hauteur du voyage… Laissez les sentiments de culpabilité et autres inquiétudes infondées sur le bord de la route et apprenez à relativiser.

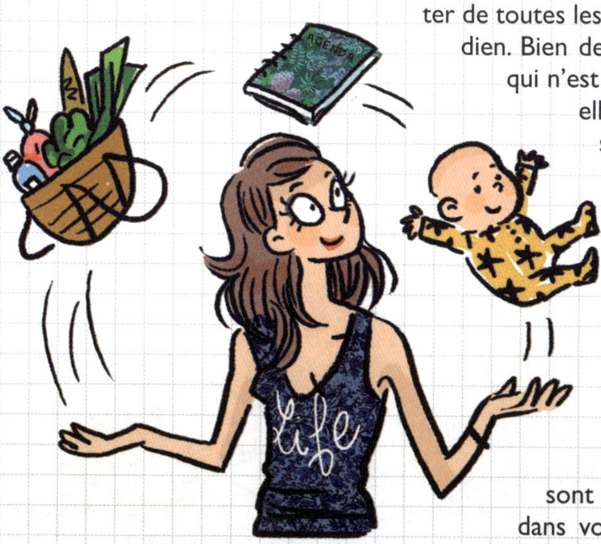

Enfin, il ne vous restera plus qu'à faire le plein de *mojo* et de petites choses susceptibles de vous faire plaisir au quotidien. Bonnes paroles, petits détails dont on peut s'émerveiller, l'air de rien, et exercices antistress sont autant d'outils à garder précieusement dans votre escarcelle. Rien de tel pour rester sereine et profiter de l'aventure de la maternité…

Bien récupérer après l'arrivée de bébé

Si la fatigue est normale au cours des semaines suivant la naissance, elle peut avoir des répercussions bien plus lourdes qu'on ne pourrait le croire, d'où l'importance de ce seul mot d'ordre : vous REPOSER.

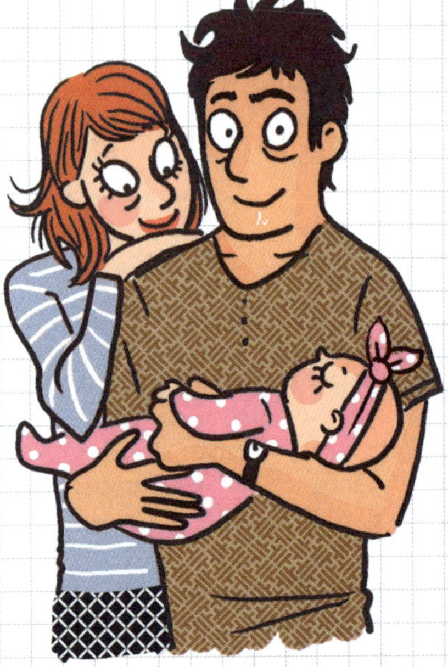

Évitez le burn-out à tout prix
L'avis de l'expert, Camille Rochet, psychologue

On a tendance à croire, lorsqu'on est jeune maman, qu'on peut continuer à tout gérer malgré la fatigue, que la sensation d'épuisement est « dans la tête ». Or, on oublie que le corps, l'esprit et le cœur forment un tout indissociable. L'un n'a pas plus de légitimité que l'autre : si le corps craque, le moral finira à son tour par chuter. Il est donc primordial d'écouter vos signaux internes. Un bâillement, des yeux qui démangent sont les premiers indices montrant qu'il est temps de lever le pied. L'objectif : éviter le burn-out, avec ses répercussions sur vous (état dépressif, sentiment d'insécurité…) et sur votre enfant (liens familiaux mis à mal, éveil en berne).

3 bons réflexes pour retrouver un sommeil réparateur

- ✔ **Dès que votre bébé dort, dormez !** Vous organiserez les tâches quotidiennes (entretien de la maison, travail…) plus tard.
- ✔ **Ne négligez pas l'aide extérieure.** Une amie vous propose de vous préparer un plat ou de vous faire du ménage ? Dites oui, sans gêne. Si vous étiez à sa place, vous apprécieriez la confiance que l'on vous fait !
- ✔ **Devenez adepte du *carpe diem*.** Inutile de vous projeter dans le sevrage ou dans tout autre événement sur lequel vous n'avez pas la main. C'est anxiogène et inutile. À la vitesse où votre bébé change, qui sait comment il sera dans deux mois ?

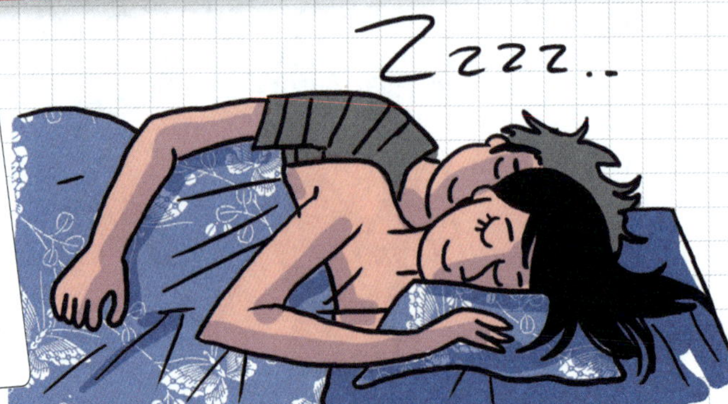

Besoin de sommeil ? Le coup de pouce de l'homéo !

- Si vous rencontrez des problèmes d'endormissement, si vous ruminez vos soucis toute la journée ou si vous présentez une hyperactivité cérébrale, prenez Coffea cruda 9 CH, 5 granules au moment du coucher.
- Si vous êtes angoissée et faites des insomnies, misez sur Nux vomica 9 CH, 2 granules 3 fois par jour.

Dépression post-partum ou simple baby-blues ?

Après la naissance, il est tout à fait normal de se retrouver avec le moral dans les chaussettes. Si ce mal-être tend à perdurer en revanche, il est peut-être temps de consulter. Petit test pour faire la part des choses, avec Camille Rochet, psychologue.

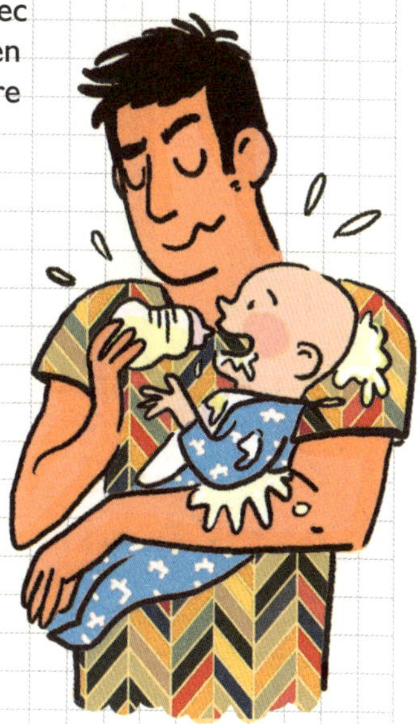

Le baby-blues est un phénomène essentiellement hormonal. Vrai ☐ Faux ☐

Vrai. Le baby-blues est en grande partie d'origine physiologique. Trois jours après l'accouchement, la concentration en hormones progestatives (les fameuses hormones de la grossesse) baisse considérablement. Résultat : nombre de jeunes mamans ressentent un vrai coup de blues, qui heureusement s'estompe rapidement. Mais le baby-blues est également un phénomène psychologique. Les angoisses de l'accouchement font alors place à des doutes (vais-je être une bonne mère ?), et parfois à une certaine tristesse de voir la grossesse finir.

Le baby-blues ne perdure jamais au-delà de 15 jours après l'accouchement. Vrai ☐ Faux ☐

Faux. S'il est admis que l'influence des hormones de grossesse disparaît au bout d'une dizaine de jours, il est plus difficile pour certaines mamans que pour d'autres de retrouver le sourire. En cause : des conditions d'accouchement et des suites de couches difficiles, notamment. Si le baby-blues n'est pas passé au bout de 15 jours, pas de panique, donc. En revanche, si au bout d'un mois vous êtes toujours aussi déprimée, faites un point avec un professionnel de santé.

Le baby-blues peut aussi toucher les papas. Vrai ☐ Faux ☐

Faux. Les papas peuvent cependant connaître certaines baisses de moral après la naissance. Et pour cause : il leur faut apprendre à devenir père, trouver leur place dans le duo maman-bébé… Pour autant, on ne peut parler de baby-blues : après tout, les papas n'ont pas à subir (directement du moins) les effets des hormones de grossesse.

Il n'y a pas de traitement médicamenteux contre le baby-blues. Vrai ☐ Faux ☐

Vrai. Aucun traitement n'est préconisé en cas de baby-blues, mais une série de petites choses peut aider à le surmonter. En premier lieu, le repos et la communication. Vos nouveaux mots d'ordre sont donc de vous reposer et de déléguer un maximum de choses à votre entourage. Les alternatives : l'homéopathie (Pulsatilla 15 CH, 5 granules 2 fois par jour), la sophrologie ou des exercices de relaxation (voir p. 73-74).

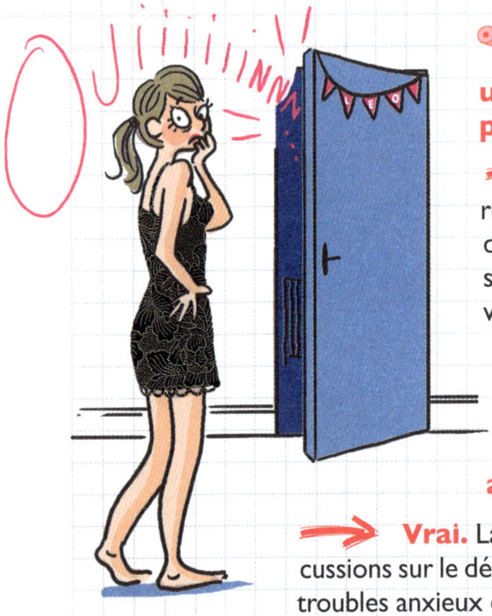

Perte d'appétit, anxiété et fatigue sont uniquement des signes de dépression post-partum. Vrai ☐ Faux ☐

Faux. Ces symptômes peuvent également être ressentis en cas de baby-blues. Quand ils s'installent plus de 4 semaines cependant, ils peuvent être signe de dépression. Vous n'avez pas la force d'interagir avec votre bébé, vous avez l'impression d'évoluer au ralenti ? Consultez au plus vite.

La dépression post-partum affecte aussi les bébés. Vrai ☐ Faux ☐

Vrai. La dépression post-partum aurait non seulement des répercussions sur le développement du bébé, mais elle pourrait aussi favoriser des troubles anxieux et affectifs chez l'enfant en âge d'aller à l'école[1]. Heureusement, ce n'est pas une fatalité. Les bons réflexes : se faire accompagner par un professionnel, et surtout communiquer avec son bébé. L'objectif : se déculpabiliser et rassurer son bébé avec des paroles réconfortantes.

La dépression post-partum peut apparaître dès la naissance. Vrai ☐ Faux ☐

Vrai. Là encore pourtant, la frontière entre les symptômes du baby-blues et ceux de la dépression étant ténue, ce n'est que si les idées noires, la fatigue et si d'autres signes persistent que le diagnostic est posé.

La dépression post-partum nécessite toujours une prise en charge par un psychothérapeute. Vrai ☐ Faux ☐

Faux. En cas de dépression post-partum, le plus important est d'être suivie, peu importe le professionnel de santé. Au choix : un psy, votre sage-femme, votre gynéco ou même votre médecin traitant. Surtout, ne vous découragez pas : parfois, quelques séances en cabinet peuvent suffire pour que vous vous sentiez vraiment mieux.

1. A.-C. Bernard-Bonnin, « La dépression de la mère et le développement de l'enfant », *Paediatrics and Child Health*, 2004 ; 9(8):589-98, Société canadienne de pédiatrie, Comité de la santé mentale et des troubles du développement.

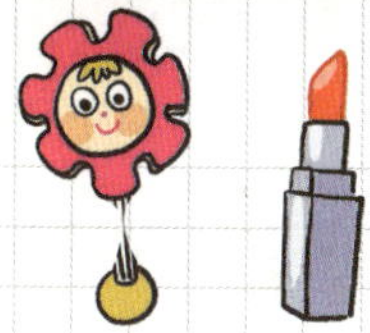

Je m'offre un petit plaisir par jour

Il suffit parfois de peu pour retrouver le sourire ! Si vous êtes en panne d'idées pour vous offrir un shoot de bonheur au quotidien, découpez ces bons et tirez-en un au sort chaque matin.

Baladez-vous avec votre bébé et profitez des compliments des passants. Eh oui, votre bébé est une merveille !	Prenez le temps de remplir le livre de naissance de votre bébé… Rappelez-vous tout le (petit) chemin qu'il a déjà parcouru !	Admirez (en douce) votre homme pendant qu'il s'occupe de votre bébé… Il fait ça tellement bien que vous pouvez vous détendre !	Achetez-vous un cahier de coloriage ou imprimez un mandala. Coloriez et ne pensez à rien d'autre pendant 10 minutes !	Bon pour un petit déjeuner au lit… à dégainer dès que vous en avez envie !
Avant de vous lever, étirez-vous et bâillez en tirant la langue. L'objectif : décoincer le nerf vague (ou nerf du calme) !	Prenez votre bébé dans vos bras et racontez-lui les choses positives que vous attendez de cette journée.	Aujourd'hui, offrez-vous un bouquet de fleurs ou une belle plante en pot ! Une touche de beauté en plus pour votre *sweet home !*	Pendant que votre bébé dort, regardez-le inspirer et expirer paisiblement…	Offrez-vous un bon bain, en y ajoutant quelques gouttes d'huiles essentielles de géranium rosat et de camomille mélangées à un peu de shampooing.
Reprenez contact avec les éléments ! Au parc ou à la plage, enlevez vos chaussures et marchez pieds nus sur l'herbe ou sur le sable.	Regardez-vous dans le miroir et énumérez à haute voix toutes les choses qui vous plaisent chez vous (vos yeux, votre sens de l'humour, votre hamster…).	Bon pour que votre homme vous prépare un apéro en amoureux !	À peine éveillée, prenez conscience des belles choses qui vous entourent : un compagnon aimant, la douceur de votre couette…	Vous êtes incroyable ! Prenez 2 minutes pour réfléchir à tout ce que vous avez déjà accompli (faire grandir cette nouvelle petite personne dans votre ventre, accoucher…).
Organisez vos retrouvailles avec vos amies. Demain ou dans un mois, peu importe, l'essentiel est de faire de ce rendez-vous une jolie perspective !	Enfilez votre pantalon de grossesse et réalisez à quel point il vous serre moins qu'avant. Vous êtes sur la bonne voie !	Prenez rendez-vous chez le coiffeur… et détendez-vous. Votre petite famille va se débrouiller sans vous !	Votre bébé fait sa sieste. Profitez-en pour vous offrir un moment divin de superficialité (une manucure…).	Bon pour que votre homme vous fasse un massage… ou pour qu'il vous en offre un s'il n'est pas très doué !

Je prends confiance en ma capacité à être une (super)maman

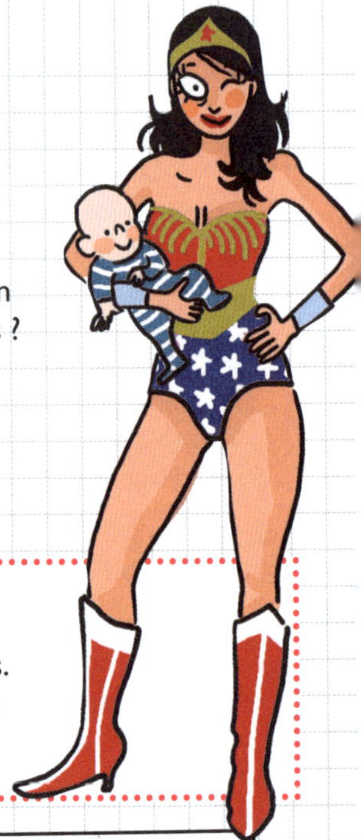

Devenir mère, c'est merveilleux, mais c'est aussi douter, comme en attestent les témoignages de ces cinq mamans. Vous êtes dans leur cas ? Suivez les conseils personnalisés de Camille Rochet, psychologue.

J'ai constamment peur de mal faire

Le témoignage de Mylène, 28 ans

« Depuis mon retour à la maison avec mon bébé, je suis sur les nerfs. J'ai très peur de mal m'y prendre avec le bain ou le biberon, et je me sens parfois complètement dépassée… »

L'avis de l'expert

Rassurez-vous, la maîtrise impeccable des gestes de puériculture est le dernier des soucis d'un nourrisson ! Tant que le bébé grandit entouré d'affection, dans un cadre sécurisant, il est heureux. Laissez-vous du temps pour apprivoiser ces gestes nouveaux et n'hésitez pas, dans un premier temps, à déléguer à vos proches les tâches qui vous angoissent le plus. Vous y reviendrez quand vous vous sentirez prête.

Je suis trop fusionnelle

Le témoignage d'Aurélie, 25 ans

« J'ai du mal à couper le cordon avec mon bébé. Je n'arrive pas à être loin de lui, ne serait-ce que quelques heures, et j'ai tout autant de difficultés à le confier à quelqu'un d'autre, même son père… »

L'avis de l'expert

Ne pas arriver à couper le cordon tout de suite, c'est normal : il faut du temps pour construire une relation entre la mère et l'enfant. Vous pouvez en revanche essayer de comprendre pourquoi vous n'arrivez pas à faire confiance à vos proches. Doutez-vous de leurs compétences ? Avez-vous plutôt besoin de vous sentir indispensable ? Il est important d'apprendre à laisser de la place aux autres. Commencez par des petites choses : laissez votre bébé avec son père pendant 1 heure en restant près d'eux à la maison, puis allez faire d'autres activités à l'extérieur sans eux…

Je ne suis plus la même personne

Le témoignage de Sandy, 29 ans

« Depuis notre retour de la maternité, j'ai le sentiment de m'être perdue. Avant ma grossesse, j'étais toujours très apprêtée et sociable. Aujourd'hui, j'ai l'impression d'avoir renoncé à une partie de moi-même… »

L'avis de l'expert

On passe des années à devenir une femme, mais on a quelques mois seulement pour se préparer à être mère. Il faut donc du temps pour accepter ce nouveau rôle et pour trouver un équilibre entre sa vie de femme et la maternité. Il faut pour cela se soucier du bien-être de son enfant tout en ne se faisant pas violence. Si vous n'avez pas envie d'allaiter, dites-vous qu'un enfant est heureux quand sa maman est sereine, qu'elle lui donne le sein ou le biberon. L'essentiel est de savoir où mettre le curseur pour que vous soyez tous les deux bien dans votre peau.

Je culpabilise sans arrêt

Le témoignage de Nelly, 30 ans

« Depuis que mon bébé est né, je me sens coupable tout le temps. Je fais tout dans les règles en suivant les conseils des livres, de mes proches. Pourtant, j'ai toujours le sentiment de ne pas être à la hauteur… »

L'avis de l'expert

On peut bien faire les choses sans suivre les recommandations des autres. D'ailleurs, pour votre enfant, la bonne manière de faire sera toujours la vôtre. Et n'oubliez pas : c'est grâce aux mères « imparfaites » que les enfants intègrent inconsciemment qu'ils ont droit à l'erreur et qu'ils forgent leur caractère en toute sérénité.

Je suis irritée sans raison

Le témoignage de Tiphaine, 35 ans

« Depuis la naissance, je suis agressive avec mes proches. J'arrive à être très patiente avec mon enfant, mais dès que quelqu'un de ma famille veut intervenir, je pars en vrille… »

L'avis de l'expert

Quand on doute de soi, la moindre question peut nous renvoyer à notre (in)capacité à être une bonne mère. Résultat : toute remarque est vécue comme une agression. Pour reprendre confiance, il est parfois important d'être reconnue comme une bonne maman par ses proches, et surtout par le papa. Il faut donc vous ouvrir au dialogue. Pour leur parler, n'hésitez pas à utiliser le « je » : « J'entends ton point de vue, mais j'ai besoin que tu… » C'est en exprimant vos besoins que vous arriverez à vous faire comprendre et à vous détendre.

5 choses qui ont l'air essentielles, mais qui ne le sont pas !

Vous angoissez pour (presque) rien ? Apprenez à relativiser avec Véronique de La Cochetière, sage-femme.

Mon bébé snobe son bib'

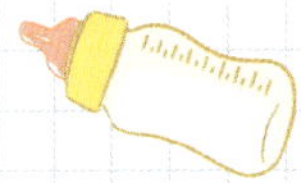

Ce n'est pas grave car... un bébé ne se laisse jamais mourir de faim !

L'astuce zen de l'expert : soyez généreuse ! S'il a boudé le biberon, n'hésitez pas à lui préparer une dose un peu plus copieuse au repas suivant (30 ml en plus). Il pourra être gourmand s'il en a envie. S'il pleure après chaque tétée en revanche, filez chez le pédiatre.

Je n'allaite pas aussi bien que Gisele Bündchen

Ce n'est pas grave car... il ne faut jamais rougir de votre parcours d'allaitement ! Vous faites comme vous le pouvez avec l'enfant que vous avez.

L'astuce zen de l'expert : mettez-vous à la place de votre bébé. Pour lui, ce que vous faites est forcément ce qu'il lui faut. Vous devez passer au biberon ? Expliquez-lui votre décision avec des mots simples et rassurants.

Il fait sa diva la nuit !

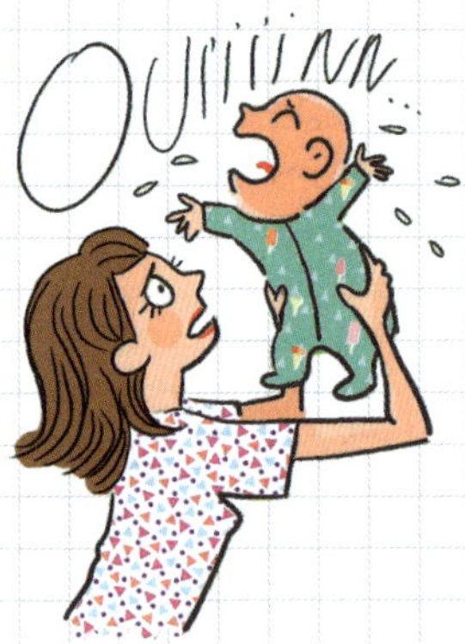

Ce n'est pas grave car... chaque enfant a son rythme de sommeil et, malgré ses nuits chaotiques, votre bébé grandit à merveille.

L'astuce zen de l'expert : pratiquez la mise au lit « éclairante ». Expliquez-lui l'importance des dodos, que vous serez là pour répondre à ses besoins. Lors des réveils nocturnes, ne lui répondez pas trop vite en lui proposant le sein ou le biberon. Il a peut-être seulement besoin de vous voir.

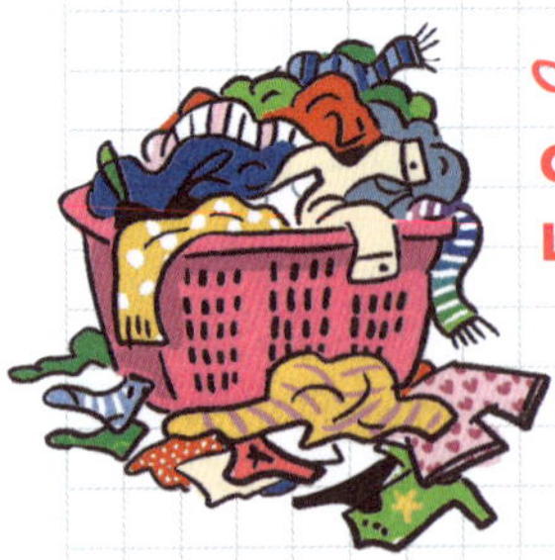

La maison est un champ de bataille

Ce n'est pas grave car... le désordre n'a jamais tué personne.

L'astuce zen de l'expert : pensez « physiologie ». Les premières semaines, il est essentiel de vivre au rythme de votre bébé pour vous remettre sur pied. Vous n'avez pas d'excuse : vous devez négliger votre ménage ou déléguer cette tâche à d'autres.

Oups, j'ai oublié le rendez-vous chez le pédiatre

Ce n'est pas grave car... vous n'êtes pas à une semaine près, et puis, c'est exceptionnel.

L'astuce zen de l'expert : vive le pense-bête ! Faites un tableau avec les dates de rendez-vous, suivies des mentions « fait/pas fait/à faire » à cocher.

Je fuis le stress

Vous avez parfois un coup de stress, un moment de panique ? Et pour cause, votre tâche de jeune maman est ardue. Optez pour quelques réflexes zen afin de mieux réagir aux petites situations difficiles du quotidien.

J'excelle en cohérence cardiaque

C'est parfait pour moi car... la cohérence cardiaque permet de limiter le stress et l'anxiété, voire de prévenir la dépression, simplement en apprenant à contrôler son rythme cardiaque. En respirant plus calmement, vous influencez le système nerveux autonome et envoyez un message fort au cerveau : « Mollo sur le cortisol (hormone du stress) ! »

Le bon exercice

Deux ou trois fois par jour (au réveil, le soir), prenez 5 minutes pour réguler votre respiration. Assise ou couchée, les pieds et les mains à plat, inspirez et expirez profondément. L'objectif à atteindre pour un rythme cardiaque au top : 4 secondes pour chaque inspiration et 6 secondes pour chaque expiration, soit 6 respirations par minute.

Le petit plus
pour que votre bébé profite de votre moment zen, placez-le près de votre ventre pendant les exercices.

Je me lance dans l'écriture thérapeutique

C'est parfait pour moi car... on n'a pas besoin d'être Marcel Proust pour se faire du bien en écrivant. Le simple fait de poser sur le papier ses petits tracas du quotidien permet de les conscientiser et de prendre du recul.

Le bon exercice

Gardez sur votre table de nuit deux petits cahiers. Chaque soir, prenez 5 minutes pour écrire ce qui a été positif dans votre journée dans le premier, et ce qui a été négatif dans le second. Une fois l'exercice terminé, déchirez la page de propos négatifs. Le stress de la journée s'évaporera, et il ne restera plus que les bons côtés…

Je deviens experte de la méditation minute

C'est parfait pour moi car... même si on n'est pas maître zen, la méditation est une véritable panacée. Non seulement elle permet de s'extraire du quotidien et de se distancier du stress, mais elle a aussi une action bénéfique sur la mémoire, le sommeil et la créativité ; elle aurait même des vertus préventives face à certaines maladies.

Le bon exercice

Asseyez-vous sur une chaise ou sur un coussin, dos bien droit. Relâchez les tensions dans vos épaules, placez les mains sur vos genoux, puis fermez les yeux. Commencez par inspirer et expirer très lentement, puis concentrez-vous sur chaque partie de votre corps. L'objectif : partir des pieds et remonter vers la tête en essayant de délier vos tensions. Une fois le haut du crâne atteint, ouvrez les yeux, fixez un point devant vous et verbalisez les voyelles « a, e, i, o, u ». Renouvelez l'exercice tous les jours pendant 10 minutes, de préférence à la même heure.

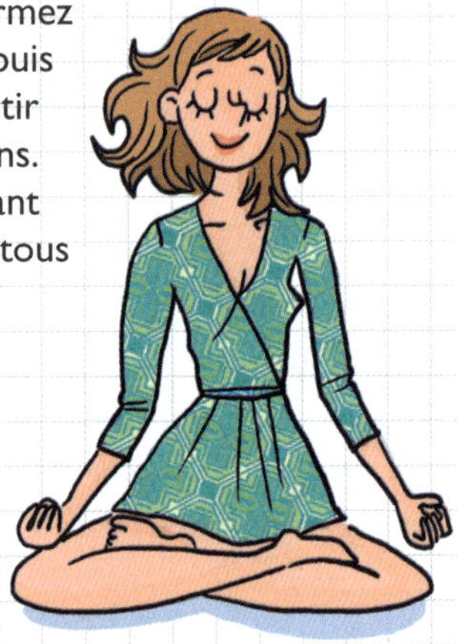

Le petit plus

Pendant ces 10 minutes, faites abstraction de tout ! Attendez que votre homme soit rentré pour prendre le relais auprès de votre bébé et isolez-vous dans une pièce. Inscrivez sur un tableau ou une affichette l'heure de la fin de votre séance et enfilez un casque pour éviter d'être perturbée par le bruit.

Je deviens virtuose de la sophrologie

C'est parfait pour moi car… grâce à des exercices de visualisation et de relaxation, la sophrologie permet de se détacher des situations stressantes. Elle se pratique aussi facilement chez soi, surtout si vous l'avez découverte pendant votre préparation à l'accouchement.

Le bon exercice

Installez-vous au calme, fermez les yeux et visualisez un endroit qui vous calme (la plage ou un paysage de montagne). Allez jusqu'au bout de vos sensations : imaginez les bruits, les odeurs et les couleurs des lieux… Une fois imprégnée par cette image, serrez le poing (droit pour les droitières, gauche pour les gauchères). Le poing serré, essayez d'aller « plus loin » dans cette image apaisante et, une fois que vous vous sentirez bien, calmée, desserrez le poing. Renouvelez l'exercice plusieurs fois. L'objectif : que l'image s'impose d'elle-même quand vous faites le geste. Plus tard, quand vous serez stressée, il vous suffira d'adopter ce petit réflexe.

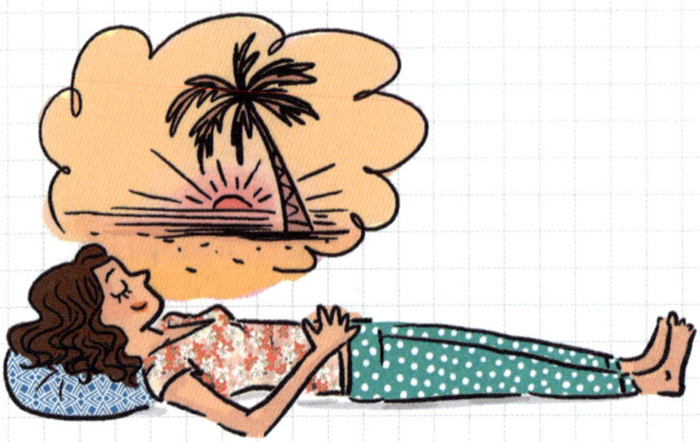

Chapitre 6

Je jongle entre mon boulot et ma famille

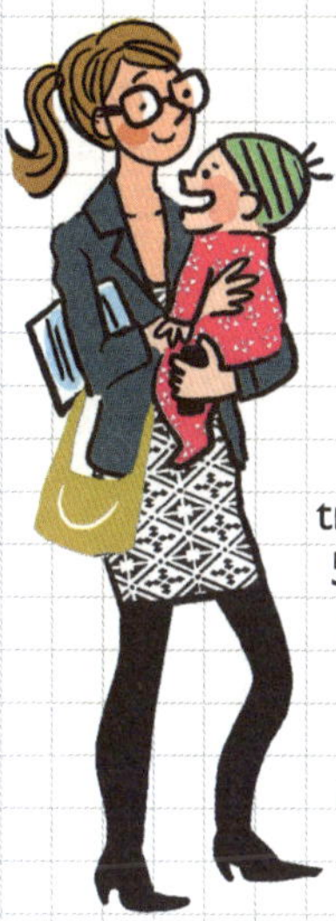

Après 10 merveilleuses (et parfois difficiles) semaines en tête à tête avec votre bébé, vous voilà sur le point de faire votre retour au bureau. Même si vous vous réjouissez déjà à l'idée d'aller prendre un petit café avec les collègues à la pause, il faut bien l'avouer : c'est un peu la panique…

Reprendre une vie pro, c'est du boulot à plusieurs titres ! D'abord, il va falloir travailler votre capacité à vous séparer de votre bébé plus longtemps que les 5 minutes habituelles durant lesquelles vous daignez le laisser avec son père, le temps d'aller acheter du pain ou une nouvelle paire de collants. Il va falloir laisser la chair de votre chair plusieurs (éternelles) heures de suite… Vous ne voyez vraiment pas comment y arriver ? Fort heureusement, bien d'autres mamans avant vous ont potassé différentes stratégies qui ont porté leurs fruits. Les antisèches sont fournies dans ce chapitre !

Une fois le problème de la séparation résolu, il restera à vous débarrasser de cet énorme sentiment de culpabilité. Sachez-le, il est fort probable qu'au cours des semaines à venir une petite voix vienne vous murmurer à l'oreille « Tu ne vas pas y arriver… », comme quand vous deviez calculer des probabilités en interro surprise de maths… Vous vous souvenez ? Aujourd'hui, pas question de vous faire du mauvais sang ! Votre objectif : prendre un peu de recul, répondre aux bonnes questions pour analyser vos angoisses et apprendre à avoir la conscience tranquille !

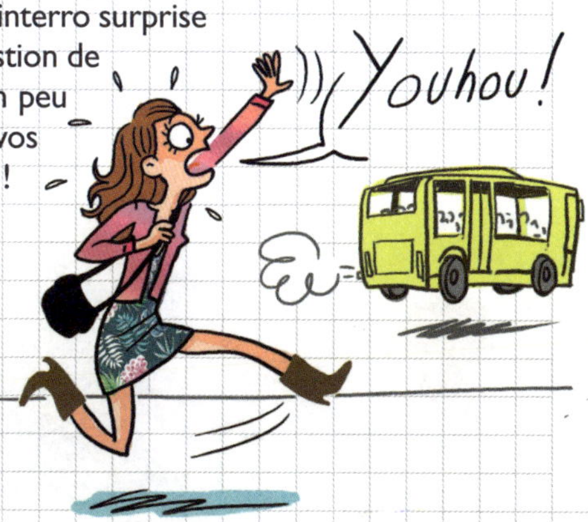

Enfin, qui dit « retour au turbin » dit aussi « se faire du bien » ! Pour être zen, rien de tel que quelques exercices bien pensés pour alléger les petits maux de la journée. Potassez les bons gestes dès aujourd'hui pour les sortir discrètement de votre chapeau dès que le besoin s'en fera sentir !

Se séparer de bébé

Ça y est, le moment tant redouté de laisser votre bébé en garde est arrivé… Mais comment les autres mamans ont-elles fait au juste ? Quelques témoignages, pour vous rassurer.

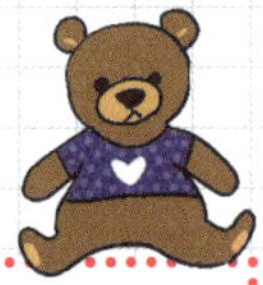

Je laisse mon bébé (très) progressivement

Le témoignage de Katrin, 29 ans

« L'adaptation à la crèche, ou chez la nounou, est généralement bien faite, mais ce rythme ne me convenait pas. Pour mon deuxième, j'ai décidé d'y aller plus progressivement : j'ai commencé par le laisser une demi-journée à la crèche ou chez sa grand-mère, avant d'embrayer sur des journées entières de garde, 3 fois par semaine. »

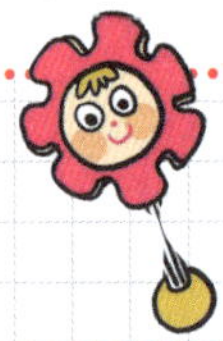

Je fais confiance

Le témoignage d'Élodie, 26 ans

« Quand j'ai laissé ma fille en garde, je n'en démordais pas : je voulais que la nounou reste non loin de moi à la maison, pour que je sois là en cas de problème. Au bout de 3 jours, elles sont parties en vadrouille toutes les deux, et ça m'a frappée : lorsqu'on se sent en confiance, c'est top d'avoir du temps pour soi ! »

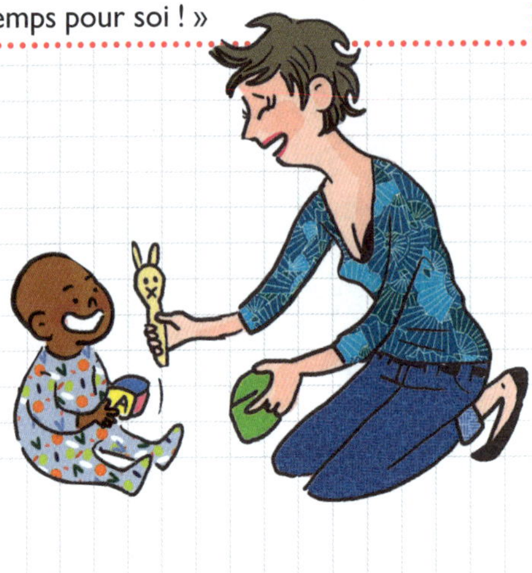

Je pense à l'avenir

Le témoignage d'Isis, 34 ans

« Mon constat, après avoir fait garder mes 3 enfants : il faut être convaincue que la séparation est bénéfique. Bénéfique pour le bébé, car c'est une étape indispensable de son éveil. Bénéfique pour la maman, qui a besoin de s'épanouir par ailleurs. C'est un travail sur soi salvateur ! »

Je délègue si je n'y arrive pas

Le témoignage d'Hélène, 27 ans

« Les premiers jours, déposer mes enfants chez la nounou était un véritable crève-cœur. J'ai donc décidé de laisser cette "corvée" au papa. Je préfère être celle qui va les chercher le soir pour les retrouvailles ! »

Je me rappelle que rien n'est immuable

Le témoignage de Caroline, 38 ans

« Pour ma première, j'ai réussi à obtenir une place en crèche. Pourtant, nous avons toutes les deux mal vécu cette expérience. Tout s'est résolu quand j'ai trouvé l'assistante maternelle en qui j'ai eu confiance. Quand j'ai réussi à trouver un mode de garde agréable pour mon bébé et sécurisant pour moi, les séparations n'ont plus posé de problème. »

Reprendre le travail sereinement

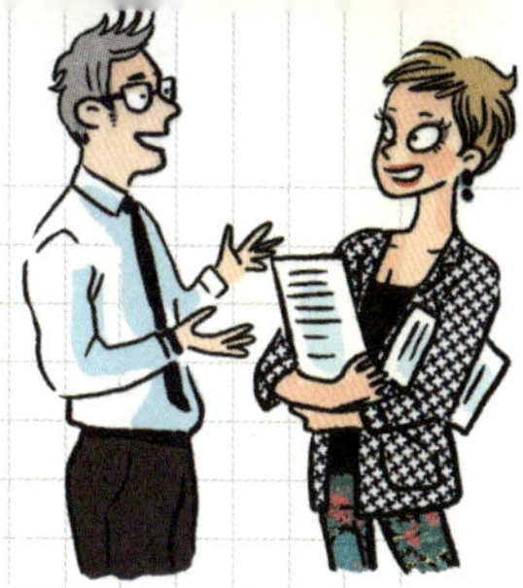

Vous ne vous retrouverez pas seule dans la jungle du monde professionnel… Votre arme contre les fauves du bureau : la loi ! Voici un petit abécédaire de vos droits de jeune maman, très utile lors de la reprise du boulot.

A comme « allaitement »

Vous avez droit à une réduction du temps de travail d'une heure non rémunérée par jour pour allaiter. Ce temps d'allaitement est divisé en deux tranches de 30 minutes, à fixer avec votre employeur.

B comme « back to (my) work ! »

Selon l'article L. 1225-55 du Code du travail, vous êtes tenue de retrouver votre emploi ou un emploi similaire, assorti d'une rémunération au moins égale à celle que vous touchiez auparavant. Vous avez l'impression d'avoir été lésée ? Faites un point avec les RH !

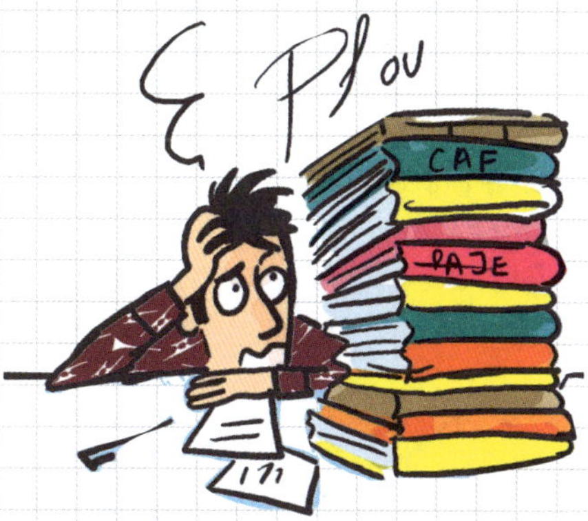

C comme « congé parental »

Vous voulez rester un peu plus longtemps avec votre bébé ? Votre employeur n'a pas le droit de vous refuser un congé parental. Les modalités à respecter :

- si vous êtes parent d'un enfant, vous pouvez prendre jusqu'à 1 an de congé, dans le cas où vous et votre conjoint partagez ce temps ;
- à partir de deux enfants, vous pouvez prendre jusqu'à 3 ans de congé, à condition qu'il soit réparti entre vous deux.

Vous êtes décidée ? Envoyez une lettre recommandée avec accusé de réception à votre employeur au moins 1 mois avant la fin du congé maternité ou 2 mois avant la date du début du congé.

D comme « démission »

Vous voulez quitter votre emploi ? Vous n'êtes pas tenue de respecter les délais de préavis prévus dans votre contrat si vous partez à la fin de votre congé maternité. Vos seules obligations : prévenir votre employeur par lettre recommandée 15 jours avant la date de départ, et au plus tard 2 mois après la naissance.

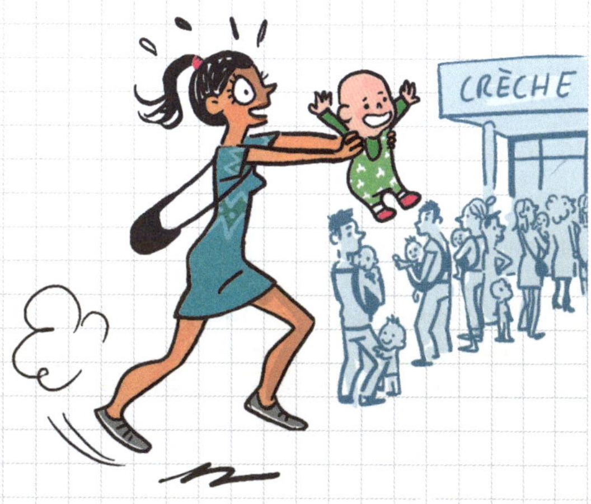

E comme « entretien »

Selon la loi, vous pouvez bénéficier d'un entretien avec votre employeur à votre retour de congé maternité pour faire le point sur vos perspectives d'évolution. N'oubliez pas de le demander.

G comme « garantie d'évolution salariale »

Une « garantie de rattrapage » est prévue par la loi pour éviter que la maternité ne soit un frein à votre évolution salariale. Les conditions d'attribution de cette augmentation dépendent de l'existence ou non d'un accord collectif dédié signé par votre entreprise. Renseignez-vous.

L comme « licenciement »

Votre employeur n'a pas le droit de vous licencier jusqu'à 1 mois après votre retour de congé maternité (sauf faute grave). Selon l'article L. 1225-4-1 du Code du travail, cette mesure s'applique aussi aux papas.

M comme « maladie »

Votre bambin est malade ? Le congé pour enfant malade vous permet de vous absenter du bureau entre 3 et 5 jours, généralement non rémunérés (voir votre convention collective).

P comme « PreParÉ »

La PréParÉ (Prestation Partagée d'Éducation de l'enfant) remplace le CLCA (Complément Libre Choix d'Activité) pour les enfants nés après le 1er janvier 2015. Cette aide est versée aux parents ayant interrompu leur activité professionnelle. Son montant : entre 390,52 € par mois pour une interruption totale de travail et 145,63 € pour un temps partiel. N'oubliez pas d'en faire la demande.

R comme « retraite »

Vous ne travaillerez pas plus longtemps à cause de votre maternité ! Selon la loi du 20 janvier 2014 sur la réforme des retraites, les jeunes mamans peuvent désormais valider tous les trimestres de leur(s) congé(s) maternité.

T comme « temps partiel »

Grâce au congé parental, vous pouvez reprendre à temps partiel dès lors que vous avez 1 an d'ancienneté dans votre entreprise. Si votre employeur ne peut pas vous refuser un mi-temps ou un 80 %, il doit valider l'organisation de vos nouveaux horaires. Veillez à aborder la question avec lui avant l'envoi de votre courrier.

V comme « vacances »

Après votre congé maternité, vous pouvez bénéficier de l'intégralité de vos congés payés, quelle que soit la période de congés retenue. En d'autres termes, si votre absence a coïncidé avec une période de vacances dans l'entreprise (qui était fermée), vous avez tout de même le droit de poser vos congés à votre retour.

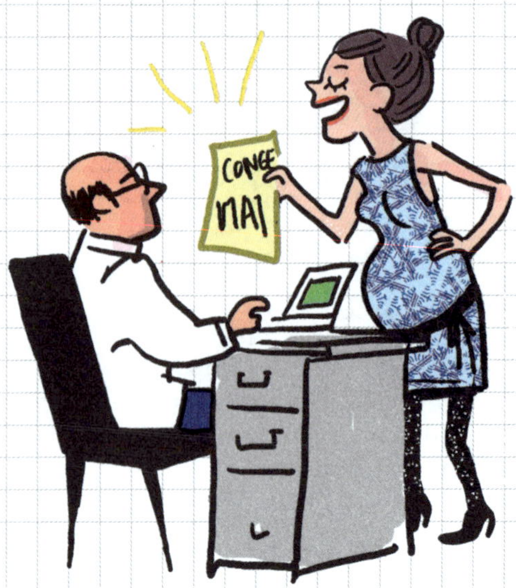

J'arrête de culpabiliser...

Non, ce n'est pas parce que vous retournez au bureau que vous devez vous juger trop sévèrement ! Évaluez votre niveau de culpabilité pour vous libérer des émotions négatives et reprendre votre vie pro… en étant vraiment relax.

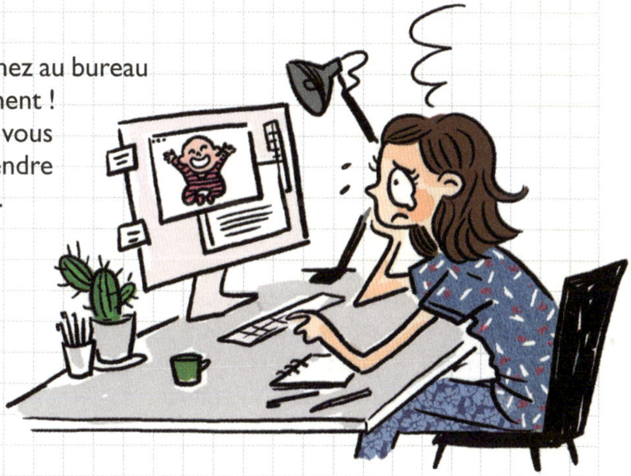

Entourez le ou les signes qui correspondent le mieux à ce que vous ressentez.

✗ : Je ne me sens pas concernée.

❤ : Je m'identifie un peu.

❤❤ : Je m'identifie beaucoup.

❤❤❤ : Je m'identifie intensément.

Depuis mon retour au bureau, j'ai du mal à me concentrer sur mes missions.	✗	❤	❤❤	❤❤❤
J'ai l'impression de ne pas arriver à gérer simultanément ma charge de travail et ma vie familiale.	✗	❤	❤❤	❤❤❤
Je n'arrive plus à trouver mon travail épanouissant.	✗	❤	❤❤	❤❤❤
Je vis mal le fait de laisser mon enfant en garde.	✗	❤	❤❤	❤❤❤
Au boulot, je ne me sens plus au niveau de mes collègues.	✗	❤	❤❤	❤❤❤
Je m'en veux dès que je dois faire des heures sup.	✗	❤	❤❤	❤❤❤
Je ressens souvent le besoin de prendre des nouvelles de mon bébé au cours de la journée.	✗	❤	❤❤	❤❤❤
J'ai des difficultés à aborder les questions d'ordre professionnel liées à ma maternité (aménagement d'horaires, maladie) avec mes collègues ou mon patron.	✗	❤	❤❤	❤❤❤
Je ne me sens pas à la hauteur d'une évolution ou d'une prise de responsabilité au travail.	✗	❤	❤❤	❤❤❤
Je suis mal à l'aise quand je dois demander à mon homme de prendre le relais pour s'occuper de notre bébé.	✗	❤	❤❤	❤❤❤

Faites les comptes !

Nombre de ❤

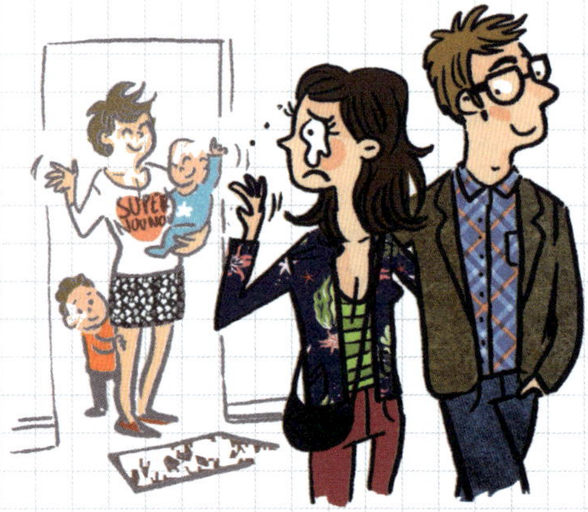

Vous avez entre 21 et 30 ❤ : *cessez de vous juger !*

Depuis votre reprise, vous vous sentez souvent coupable et finissez par vous mettre une pression qui n'a pas lieu d'être. Après tout, vous saviez faire votre travail avant la naissance de votre bébé, et le métier de mère s'acquiert très bien. Lavez-vous de vos propres soupçons : vous êtes à la hauteur ! Toutefois, si la situation devenait difficile à vivre, pourquoi ne pas envisager un bilan professionnel ? Demandez-vous pourquoi vous avez repris votre travail et si vous souhaitez mettre votre vie professionnelle entre parenthèses. Ces premières semaines doivent vous permettre d'évaluer votre rapport au travail et de négocier une solution qui pourrait vous convenir au mieux (horaires allégés, congé parental…).

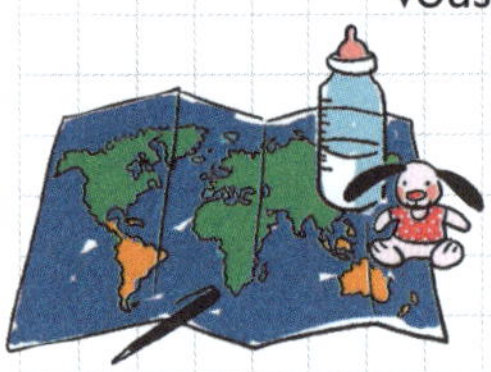

Vous êtes condamnée à continuer au rythme actuel ? Essayez de prendre du recul. C'est en identifiant ce qui est essentiel à votre bien-être et ce dont vous pouvez vous passer que vous parviendrez à vous fixer des priorités… et à déculpabiliser.

Vous avez entre 11 et 20 ❤ : *vous êtes votre meilleure avocate !*

Bravo, vous avez un cœur de mère et l'aplomb d'une *working girl*… Si parfois vous vous sentez coupable, vous avez compris que ce sentiment s'estompera lorsque chacun aura pris ses marques (vous au travail, votre bébé chez la nounou).

Pour vivre encore mieux cette période de transition, veillez à ne pas vous fixer un emploi du temps trop chargé. Votre objectif : éviter les retards (ils renforcent le sentiment de ne pas être à la hauteur) et prévoir les imprévus !

Enfin, ne doutez pas de vous ! Rappelez-vous que les petits sont les témoins des angoisses de leurs parents. Plus votre bambin vous sentira en proie au stress, plus il sera mal à l'aise. Restez droite dans vos bottes, et vous convaincrez votre petit auditoire.

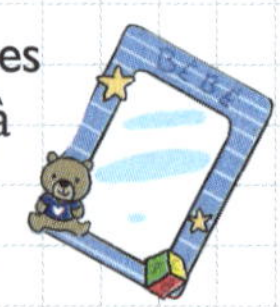

Vous avez 10 ❤ ou moins : *vous êtes la coupable idéale…*

Vous gérez sereinement votre retour professionnel, sans angoisse (ou presque) et sans vous en tenir rigueur. Vous savez que trouver un nouvel équilibre entre votre vie de femme active et de maman prendra du temps ; du coup, vous tendez à ne pas vous mettre la pression. Bravo ! Toutefois, n'oubliez pas que personne n'est à l'abri d'un faux pas. Si vous commencez à douter de vous, n'hésitez pas à partager vos coups de mou avec la nounou, avec vos amis et évidemment avec votre homme : ils auront forcément des conseils pour vous aider à organiser votre défense contre tout sentiment de culpabilité. Et rappelez-vous : la culpabilité peut avoir du bon quand elle nous permet d'avancer plus sereinement, mais elle ne doit jamais nous détruire !

4 automassages pour vous faire du bien

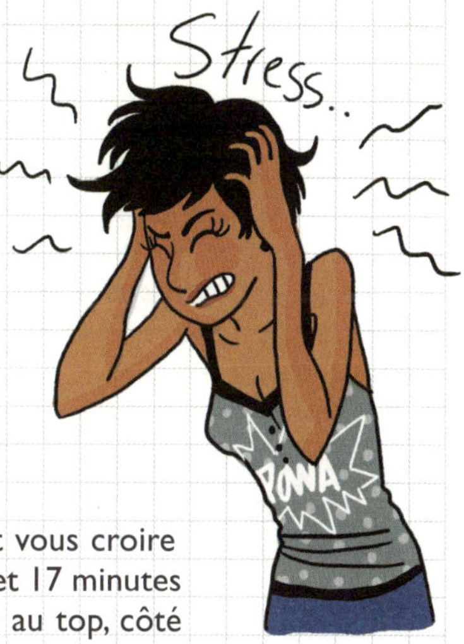

Votre journée semblait avoir bien commencé. Oui, mais voilà, une panne d'inspiration, un moment de doute, un coup de stress ou un vilain mal de tête, et vous voilà sur le point de perdre tous vos moyens… La solution : dégainez votre automassage shiatsu, discret et efficace en quelques minutes seulement. À adapter en fonction de votre état d'esprit du moment.

Pfff je suis en panne d'inspiration

Le problème : bizarrement, personne au bureau ne veut vous croire quand vous dites qu'avec seulement 3 heures et 17 minutes de sommeil cette nuit vous n'êtes pas au top, côté créativité !

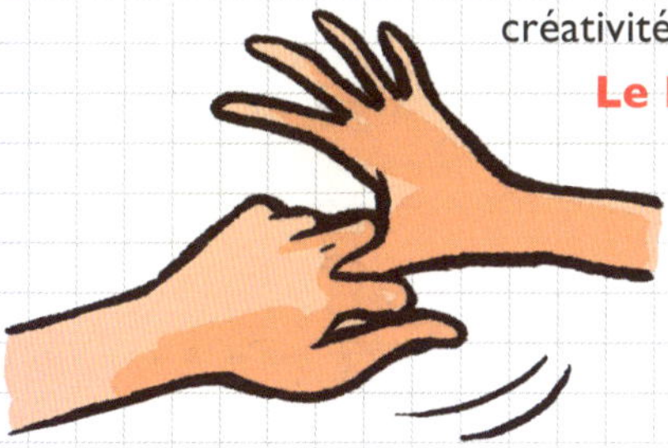

Le bon geste : pour renouer avec vos idées de génie, offrez-vous un petit massage des mains. Tenez un doigt entre votre majeur et votre index, placés en crochet, tirez le doigt vers l'extérieur et maintenez la tension, puis exercez une pression sur le doigt massé. À renouveler sur chacun des doigts des deux mains.

Oh ! là, là ! j'ai perdu toute confiance en moi !

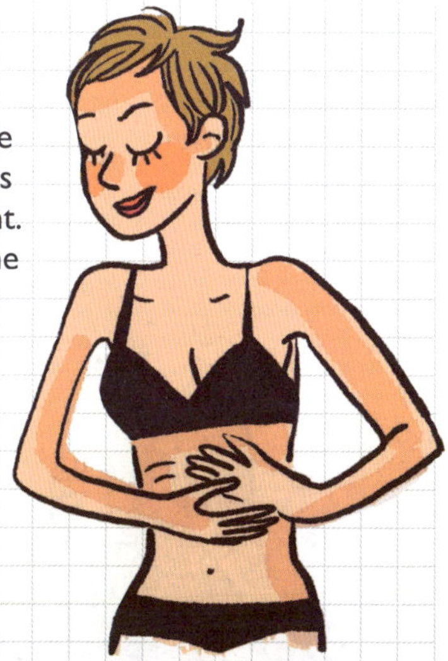

Le problème : après avoir passé 4 mois en mode automatique (biberon-couche-dodo-couche-biberon…), vous n'avez plus l'impression de savoir mobiliser vos neurones correctement. Après des semaines de gouzi-gouzi, vous recommencez à peine à faire des phrases avec sujet-verbe-complément, et au vu de la façon dont vos collègues se démènent, vous n'êtes plus vraiment sûre d'être à la hauteur !

Le bon geste : rien de tel qu'un bon massage du plexus solaire pour rebooster votre ego et gérer vos émotions ! Placez les 4 doigts d'une main (sauf le pouce) sur le plexus. Posez votre seconde main sur la première et massez par petits gestes circulaires pendant 30 secondes.

Au secours, je suis tellement stressée que je pourrais m'arracher les cheveux par poignées !

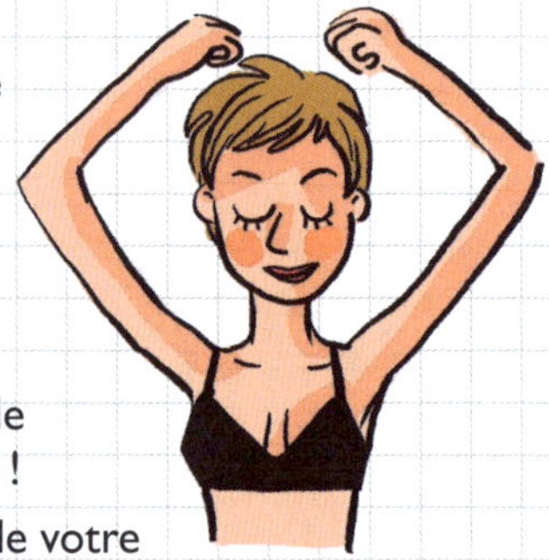

Le problème : en tant que jeune maman, vous avez mille et une raisons de vous sentir stressée… Vous n'êtes plus sûre d'avoir descendu la poubelle à couches qui trône dans le salon depuis hier ; vous êtes (presque) sûre que votre bébé vous a déjà oubliée après 2 heures passées chez la nounou ; votre homme n'a pas trouvé nécessaire de vous dire que vous aviez une traînée de lait prédigéré sur votre gilet noir (avec une douce odeur de caillé…) le jour de votre réunion au sommet. Bref, c'est l'angoisse !

Le bon geste : poings serrés, tambourinez légèrement le haut de votre crâne avec la jointure de vos doigts. Réalisez plusieurs allers-retours doux et rythmés sur le sommet de votre tête.

Aïe, j'ai mal à la tête

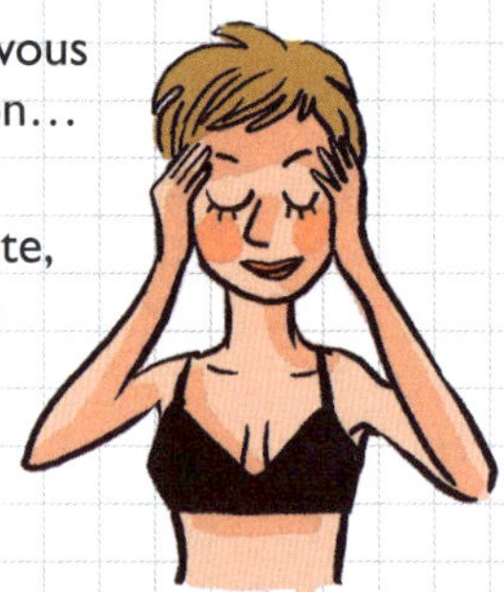

Le problème : après de longues heures passées derrière un écran, vous avez le cerveau en compote et pris plus de paracétamol que de raison… Bref, vous sentez que la migraine n'est pas loin !

Le bon geste : si la migraine est plutôt localisée à l'avant de la tête, placez vos deux index à environ 1 cm au-dessus du milieu de chaque sourcil, au niveau du front, et massez par petits mouvements circulaires. Si la douleur est concentrée à l'arrière de la tête, placez vos index sur les côtés du crâne, à environ 1,5 cm au-dessus des oreilles, et exercez une première pression. Si elle vous apaise, continuez les pressions en suivant la ligne de l'oreille jusqu'à la base du crâne. À renouveler pendant environ 30 secondes, ou le temps que la douleur commence à se dissiper.

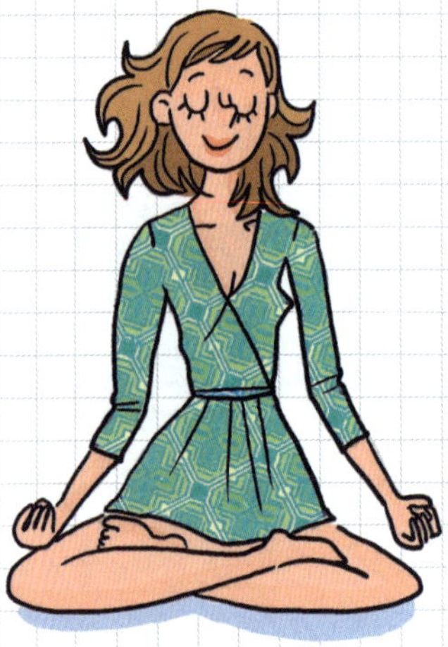

Massez-vous zen !
Si les automassages ont le mérite de vous soulager rapidement, ils doivent aussi se faire dans des conditions qui prêtent à la détente. Si vous le pouvez, essayez de vous isoler dans une pièce calme, loin de l'agitation du bureau, une pièce munie (idéalement) d'un éclairage doux ou, encore mieux, d'une grande fenêtre. Dernier réflexe (et non des moindres) : n'oubliez pas d'inspirer et d'expirer profondément tout au long de l'exercice pour réguler votre rythme cardiaque.

Chapitre 7

Et mon couple alors ?

Avant la naissance, vous étiez comme les deux doigts de la main, comme le jambon et le beurre d'un sandwich, comme les implants mammaires et le Botox d'une star de la téléréalité… Bref, vous étiez inséparables et parfaitement assortis. C'est d'ailleurs aussi pour cela que vous aviez décidé de mettre au monde un mini-vous : vous saviez qu'il ne pourrait être que divin, puisque issu de votre duo de chérubins !

Mais voilà, depuis que vous avez accouché, votre couple a changé… et on ne peut pas dire que l'harmonie soit toujours au rendez-vous. Vous le savez, c'est normal qu'il y ait quelques anicroches dans votre symphonie amoureuse. Après tout, vous ne jouez plus seulement à deux, maintenant ! Et c'est justement là tout le challenge : il va falloir trouver un équilibre à trois, et ce sans mettre en sourdine votre vie amoureuse ! Pour y parvenir, trois objectifs…
D'abord, comprendre les désaccords qui ont fait surface depuis la naissance et apprendre à communiquer sans fausses notes. Certes, il va falloir jouer de tact et composer avec les variations d'humeur de l'autre, mais vous verrez : une fois vos violons accordés, vous serez bien plus sereins !

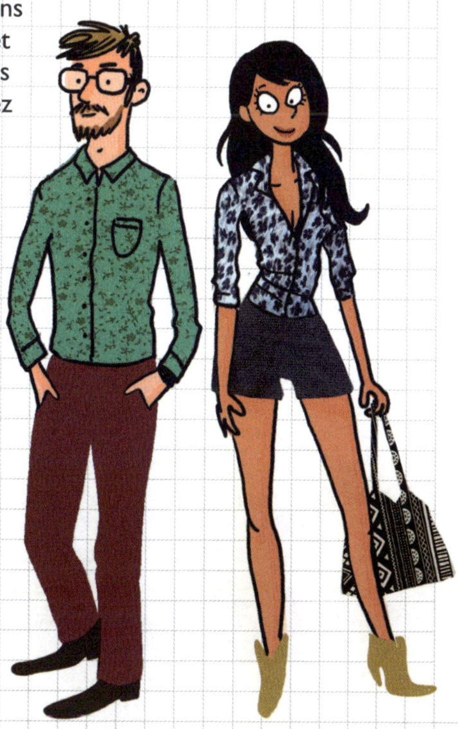

Ensuite viendra le temps de retrouver le bon tempo côté libido. En la matière, pas de mystère : déchiffrez vos envies, vos besoins et vos impératifs respectifs avant de commencer *piano* et de continuer *crescendo* ! C'est sûr, dans quelques semaines – ou quelques mois –, ce sera l'apothéose… à condition évidemment de ne pas oublier que c'est vous qui donnez le *la* en matière de sexualité après bébé, et que tout doit se mettre en place dans la nuance.

Enfin, n'oubliez pas de prendre le temps de faire une pause à deux, pour vous retrouver, oublier les petits soucis du quotidien et prendre la mesure de votre nouvelle vie. Vous ne vous en rendez peut-être pas encore compte, mais ces moments privilégiés sont la clé pour reprendre une vie de famille heureuse et apaisée… tous en chœur !

Depuis que bébé est né, mon couple vacille…

Avant la naissance, tout allait bien dans le meilleur des mondes. Depuis, des tensions nouvelles apparaissent parfois. C'est votre cas ? Pas de panique, d'autres mamans se sont déjà sorties de ce mauvais pas.

En cause : la fusion maman-bébé !

Le témoignage de Mélanie, 32 ans

« Pour moi, il est dur d'être mère et femme à la fois. Après mes deux accouchements, j'ai eu besoin de vivre quelques mois en étant 100 % maman. La première fois, la situation a été très difficile pour mon homme. Lui voulait qu'on se retrouve, trop vite ; je me sentais brusquée. Au lieu de faire équipe, nous sommes devenus adversaires, moi recroquevillée sur le bébé, lui se sentant exclu. »

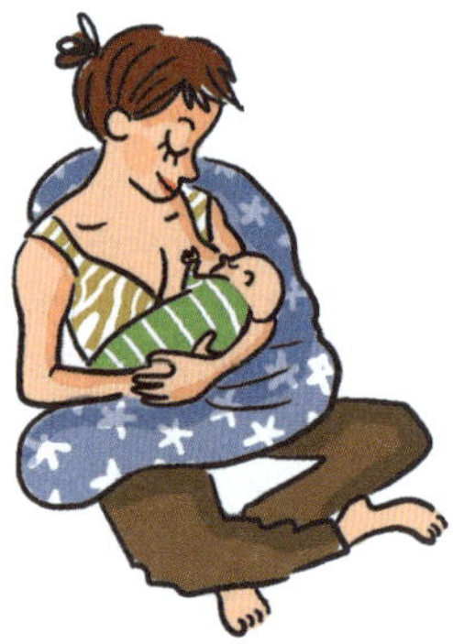

La solution qui a vraiment marché : « Il faut absolument préserver le dialogue. Quand c'est trop dur, faire appel à une tierce personne a du bon. Consulter un psychologue m'a permis de me mettre à la place du papa, d'accepter que je ne sois pas une mère parfaite et donc de lâcher prise. En étant moins mère, je suis redevenue plus femme. Tout a fini par rentrer dans l'ordre ! »

Il n'a plus d'yeux que pour notre bébé

Le témoignage de Caroline, 27 ans

« Jusqu'aux 6 mois de notre fille, mon homme devait énormément travailler, il voyait peu la petite et se sentait très coupable. Du coup, dès qu'il était là, il surinvestissait son rôle de papa. Pour moi, c'était très violent. Non seulement j'avais l'impression qu'il empiétait sur mes plates-bandes de maman, mais en plus je me sentais exclue de ma propre famille. »

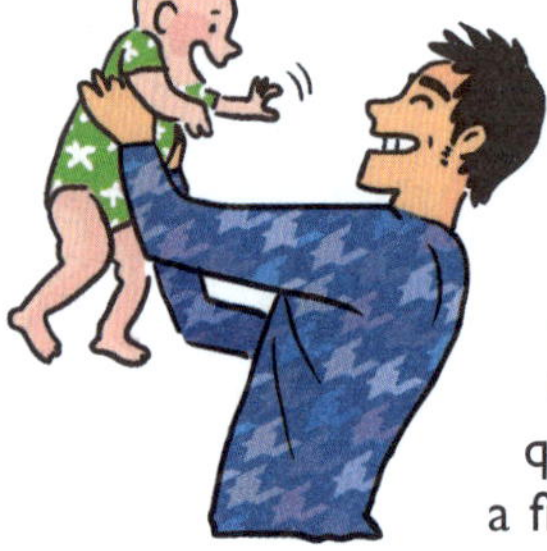

La solution qui a vraiment marché : « J'ai dû me faire violence. Après tout, mon homme avait le droit d'être fusionnel avec sa fille ! Ensuite, j'ai décidé de voir la situation sous un autre angle. Pourquoi ne pas profiter de cette énergie qu'il était prêt à donner à notre enfant pour faire des choses pour moi ? J'ai donc pris du temps pour dormir, me remettre au sport, pendant qu'il rattrapait le temps perdu avec notre bébé. Avec le temps, il a fini par se rassurer et nous nous sommes retrouvés en tant que couple : lui apaisé, moi reposée ! »

Il veut reprendre une vie sexuelle trop tôt

Le témoignage d'Élodie, 28 ans

« Mon compagnon et moi avons toujours eu une vie intime très active. Du coup, après la naissance, Jules a voulu retrouver illico nos bonnes habitudes. Mais pour moi, c'était hors de question ! J'avais pris beaucoup de poids et je ne me sentais pas désirable. Il a mal compris mes complexes, s'est senti rejeté… »

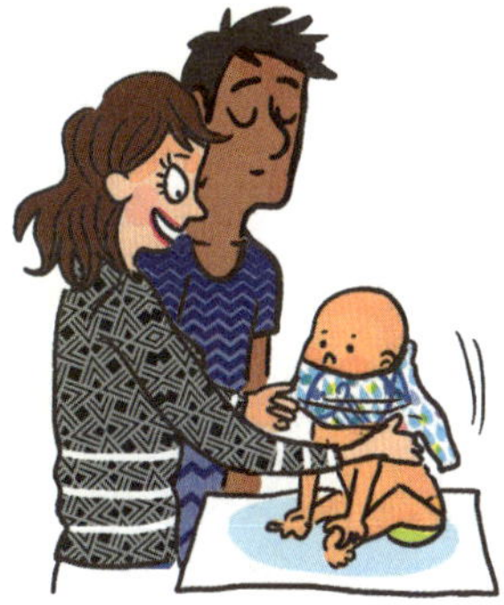

La solution qui a vraiment marché : « Nous avons décidé que, même si on ne se retrouvait pas horizontalement, il fallait qu'on prenne du temps pour être ensemble comme avant. On a commencé tout bêtement, le soir, par se commander un repas à déguster devant un bon film une fois la petite couchée. Ensuite, quand on a eu le courage de la faire garder, on a organisé des sorties à la gym, au resto… Résultat : j'ai fini par me sentir de nouveau à l'aise et les câlins ont repris de plus belle. »

J'ai dû faire des sacrifices pour notre famille

Le témoignage de Julie, 35 ans

« Ce ne sont pas les naissances de nos 3 enfants qui ont été dures pour notre couple, mais les choix de vie qui en ont découlé. Après un souci avec notre nounou, j'ai pris un congé parental, puis quitté mon emploi, car être en poste avec 3 enfants était ingérable pour moi. À court terme, j'ai donc fait une croix sur ma carrière… et j'en ai voulu à mon mari. »

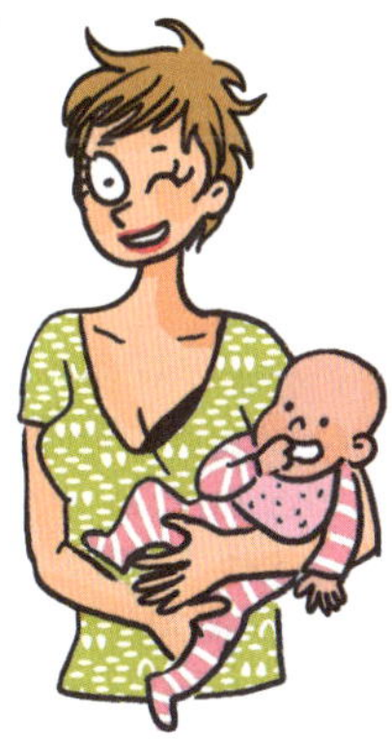

La solution qui a vraiment marché : « J'ai mis longtemps à faire le deuil de mon passé et à comprendre que ce que j'étais en train de construire pouvait m'apporter autant que ma vie d'avant les enfants. Après quelques mois difficiles, j'ai réussi, avec les encouragements de mon homme, à lancer mon activité à la maison et à m'épanouir professionnellement. C'est seulement à ce moment-là que j'ai compris : il faut parfois renoncer un peu à ce qu'on était individuellement pour se reconstruire. Si on est soutenue par sa moitié, ça ne peut que bien se passer. »

On vit maintenant à trois (ou plus !)

Dans votre couple, la guerre est peut-être déjà déclarée… ou presque. D'un côté, votre homme semble avoir besoin d'un interprète pour vous comprendre. De l'autre, vous êtes prête à passer à l'attaque si le biberon n'est pas correctement rangé. Ce qu'il vous faut : trouver les bons mots pour garantir un cessez-le-feu. Retour sur les stratégies gagnantes avec la psychologue, Camille Rochet.

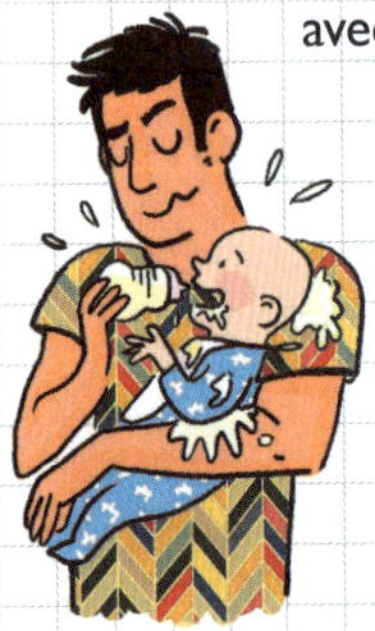

J'instaure une entente cordiale autour des tâches ménagères

Ce que vous pensez : « Moi aussi, le bain, je trouve ça hyper-sympa, mais tu pourrais (aussi) t'occuper du sac à couches ? »

Ce qu'il faut lui dire : « Mon amour, si on se posait pour faire un petit planning ? »

Le conseil de la psy : « Pour éviter que le sujet de la répartition des tâches ne devienne source de tensions, faites une liste de ce que chacun est prêt à faire de bon cœur et, *a contrario*, de ce qu'il n'apprécie pas. Ensuite, redistribuez les tâches à chacun, en les notant dans un emploi du temps familial. »

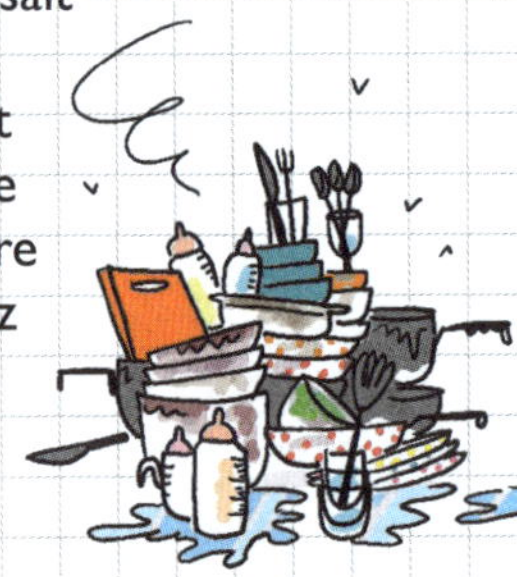

J'anticipe le débarquement

Ce que vous pensez : « Comment ça, t'as (encore) invité tes potes/ta famille ? »

Ce qu'il faut lui dire : « Et si tu sortais plutôt boire un verre ? »

Le conseil de la psy : « Vous avez envie de rester tranquillement à 3 ou même seule avec votre bébé ? Il est évidemment essentiel de parler avec votre conjoint pour lui faire comprendre que vous avez besoin de temps pour construire votre nouvelle famille, mais vous ne devez pas nier ses propres envies. Pour ne pas générer de frustrations, encouragez-le à voir ses proches à l'extérieur de la maison le temps de quelques heures… pour mieux vous retrouver après ! »

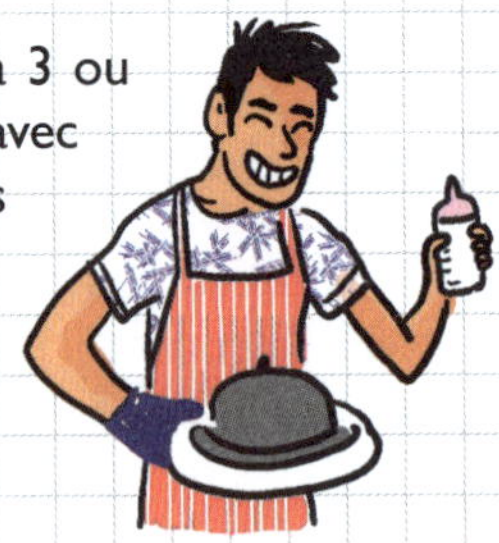

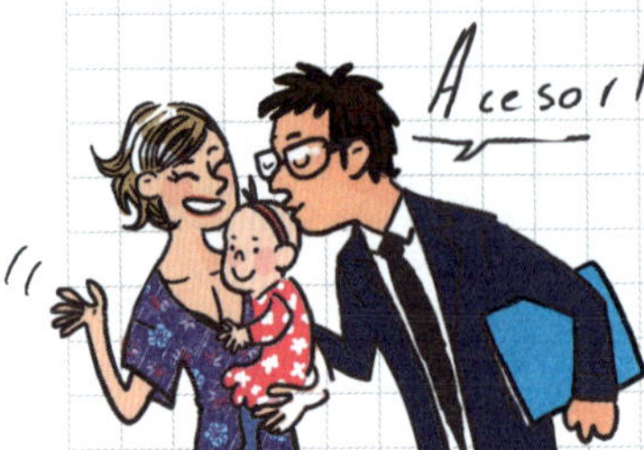

Je responsabilise mes alliés

Ce que vous pensez : « T'as pas envie de t'intéresser un peu à ton enfant ? »

Ce qu'il faut lui dire : « J'ai une course à faire. Tu t'occupes de notre bambin ? »

Le conseil de la psy : « Il ne faut pas sous-estimer la difficulté à se sentir père. Contrairement à vous, votre conjoint n'a pas eu 9 mois symbiotiques *in utero* pour assimiler son nouveau rôle. Il semble perturbé, distant ? Ce n'est pas de l'immaturité, mais seulement la preuve d'un besoin d'ajustement. Pour l'encourager, proposez-lui d'abord des moments privilégiés à trois avant de l'inciter à rester seul (quelques minutes, une heure, puis plus) avec votre bébé. Enfin, ne négligez pas les pauses en couple pour lui rappeler que la vie à trois ne remet pas en question votre relation ! »

Je réponds adroitement aux agressions

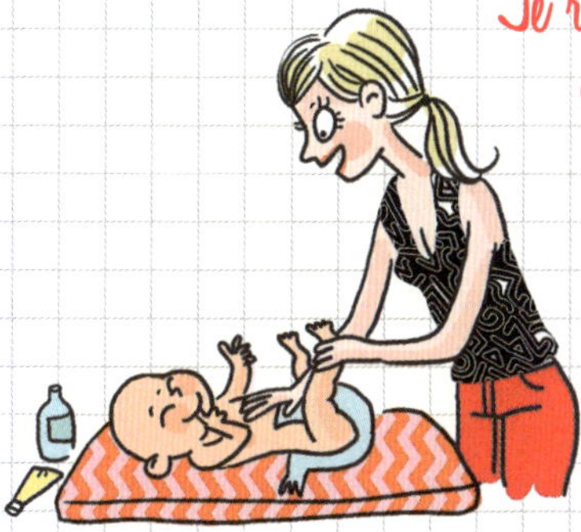

Ce que vous pensez : « Je suis sûre qu'on donne le bain de cette façon. Ta mère n'y connaît rien ! »

Ce qu'il faut lui dire : « Si tu n'es pas d'accord, comment vois-tu les choses ? »

Le conseil de la psy : « Face à un bébé qui pleure et aux conseils (trop) avisés des proches, on en vient parfois à douter que l'on s'occupe bien de son enfant. Et quand le papa verbalise ces doutes, la tension monte évidemment d'un cran. La solution : échanger en parlant de votre ressenti et en évitant les "tu" accusateurs. À tenter : "Je me sens blessée quand tu me compares à ta mère. Je fais de mon mieux avec mon intuition et mon propre bon sens." »

J'offre une trêve à mon couple

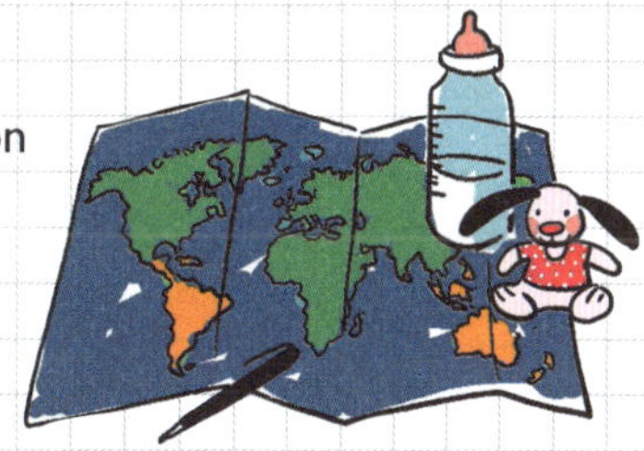

Ce que vous pensez : « Heu… il ne serait pas temps qu'on s'offre un peu de bon temps ? »

Ce qu'il faut lui dire : « Si on s'organisait un week-end à deux ? »

Le conseil de la psy : « Après la naissance, il est parfois difficile pour un homme de voir en sa compagne autre chose que la mère de son enfant. Pourquoi ? Il peut être angoissé pour le bébé, avoir peur qu'il lui arrive quelque chose, et ainsi surinvestir son rôle de parent. Sans oublier les doutes de chacun (serai-je à la hauteur ?…). Résultat : le couple s'efface au profit de l'enfant, or la relation amoureuse des parents est essentielle au bébé, à son sentiment de sécurité, à son éveil. Votre objectif : proposer à votre conjoint des moments à deux… et vous obliger à parler d'autre chose que de votre bébé pendant votre rendez-vous galant ! »

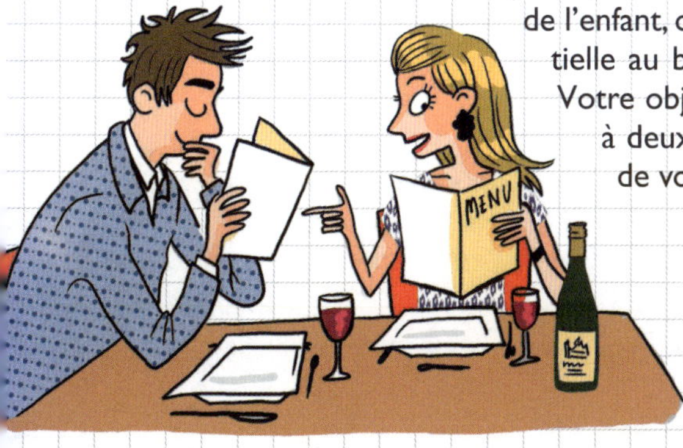

Sexualité : quand est-ce que je peux m'y remettre ?

Après quelques semaines au purgatoire, votre libido fait son retour en grâce ? Votre homme recommence à faire preuve de ferveur amoureuse ? Avant de penser à repartir au septième ciel, veillez à suivre religieusement ces quelques commandements !

Les textes sacrés tu reliras

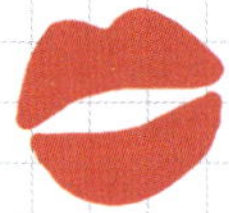

Tous les grands textes religieux, quels qu'ils soient, l'affirmaient déjà : après avoir donné la vie, la femme doit se reposer 40 jours… au moins ! Car, pour renouer avec ses (bonnes) sensations, le corps doit être complètement remis, ce qui peut être encore plus long après un accouchement difficile ou une épisiotomie…

Le bon moment pour vous lancer : une fois la rééducation du périnée terminée (soit près de 3 mois après la naissance de votre bébé).

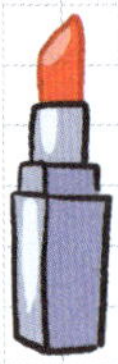

Vos révélations vous digérerez

Si l'accouchement laisse des traces, la découverte de la maternité et de la paternité peut aussi réduire en cendres (ou presque) une libido. Il faut dire que les responsabilités qu'elles impliquent ont de quoi tétaniser.

Le bon moment pour vous lancer : une fois le tsunami émotionnel passé…

Les câlins vous désacraliserez

On attend souvent leur retour ardemment (enfin, surtout votre homme)… La sexualité après l'accouchement peut donc être source d'appréhension, voire de pression, d'où l'importance de pouvoir renouer avec votre sensorialité progressivement, et surtout de manière aussi légère que possible, pour dédramatiser l'événement.

Le bon moment pour vous lancer : quand vous arriverez à plaisanter, à rire, à prendre la sexualité à la légère.

L'inconfort tu éviteras

Avec le stress et les petits bobos post-accouchement, les premières relations sexuelles sont parfois douloureuses. Veillez donc à adopter les réflexes « douceur » : abusez des préliminaires, lubrifiez et devenez adepte des séances « courtes »…

Le bon moment pour vous lancer : quand vous serez équipée d'un lubrifiant et d'huiles de massage… Abusez-en !

Kamasutra : les bonnes positions pour renouer avec une sexualité épanouie

C'est décidé, vous remettez le pied à l'étrier… sensuel ! Découvrez quelques positions parfaitement adaptées à votre sexualité de jeune maman.

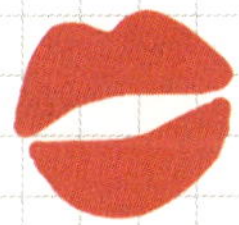

La position de l'enclume

Comment ça marche ? Allongée sur le dos, vous posez vos pieds sur les épaules de votre homme, placé en face de vous. Il ne reste plus qu'à le laisser mener la danse.
C'est parfait si… vous avez les seins lourds à cause de l'allaitement ; la position de l'enclume vous permet de ne pas pâtir des effets de la gravité !

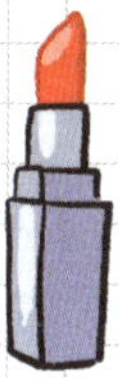

La position de la petite cuillère

Comment ça marche ? Vous êtes allongée sur le côté, votre homme vient se placer juste derrière vous dans la même position. Reste à vous emboîter tendrement…
C'est parfait si… vous êtes lessivée ! Avec la petite cuillère, c'est votre compagnon qui dirige et vous n'avez qu'à vous installer dans une position confortable.

La position de la balançoire

Comment ça marche ? Votre homme est allongé sur le dos et vous venez vous placer accroupie sur lui, en lui tournant le dos. Il vous guide par les hanches… La danse amoureuse peut commencer.
C'est parfait si… vous n'êtes pas très à l'aise avec vos nouvelles formes. Ne vous voyant que de dos, votre homme fantasmera seulement sur votre chute de reins !

Le 69

Comment ça marche ? Vous êtes accroupie au-dessus de votre homme, ou allongée sur le côté. Tous deux, vous êtes placés tête-bêche. Ainsi, vous pouvez prodiguer de tendres baisers au sexe de votre aimé.
C'est parfait si… vous êtes déjà à l'aise avec votre corps, mais redoutez encore la pénétration.

Quelle contraception après l'accouchement ?
L'avis de l'expert, Véronique de La Cochetière, sage-femme
La contraception doit s'adapter à chacune ; pour éviter aux femmes de retomber enceintes trop vite, on leur propose généralement une micropilule de la sortie de la maternité jusqu'au retour des règles. Par la suite, deux options : un retour à la contraception prénatale, ou la pose d'un stérilet.

Conclusion

Vous êtes une magicienne ! En quelques mois seulement, vous avez réussi le tour (de force) de tomber enceinte, de faire un merveilleux bébé et de retrouver une silhouette de sylphide qui laisse rêveuse… malgré vos nuits trop courtes et votre emploi du temps bien trop chargé !

Pourtant, à y regarder de plus près, il n'y a là aucune illusion : si vous rayonnez aujourd'hui, c'est que vous avez su créer une savante alchimie entre une alimentation équilibrée, du sport adapté à vos objectifs et à vos besoins, et surtout un équilibre psychique et amoureux en béton.

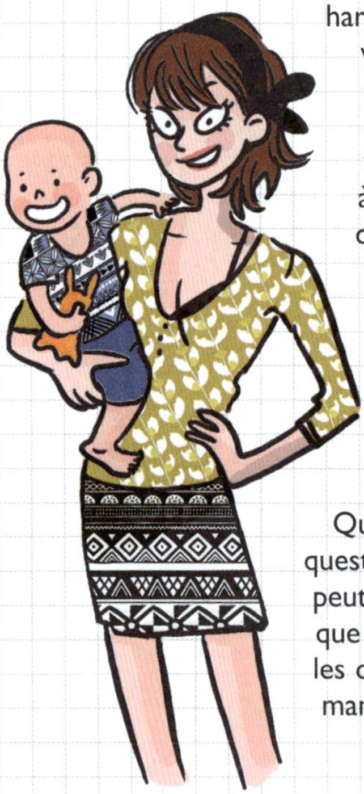

Après tous ces efforts, il va maintenant falloir entretenir cette jolie harmonie. Votre priorité : continuer sur votre lancée ! Après tout, si vous avez minci en douceur, c'est que vous avez réussi à adopter une nouvelle hygiène de vie, parfaite pour la période postnatale, certes, mais tout aussi adaptée (dans une version plus *light*) à votre vie de femme ! Veillez à continuer le sport régulièrement, à conserver une alimentation saine, dans laquelle les produits qui procurent de l'énergie sont rois, et surtout à vous faire confiance ! Votre bébé grandit comme un prince, votre couple s'épanouit (avec ses hauts et ses bas, tout à fait normaux), vous avez su reprendre le travail et retrouver vos marques… Bref, vous gérez !

Évidemment, vous risquez d'être confrontée, dans les semaines ou les mois à venir, à quelques petites anicroches. Quelques kilos repris, un gros coup de blues ou une remise en question, une blessure ou un manque de motivation… Votre équilibre peut être ébranlé de manière passagère, mais cela ne veut pas dire que la magie n'opère plus ! Vous avez désormais entre vos mains tous les outils nécessaires pour reprendre du poil de la bête et rester la maman belle et lumineuse que vous êtes devenue.

Votre bilan de jeune maman (canon)

Rien de tel pour se rendre compte du chemin parcouru qu'un petit tour d'horizon des centimètres et des kilos perdus, mais aussi des efforts accomplis ! Remplissez ce tableau, histoire de vous sentir fière de vous… comme il se doit !

Vos mensurations	Après l'accouchement	Après votre programme minceur	Le petit truc pour garder la ligne
Votre poids			N'interrompez pas votre nouveau régime du jour au lendemain ! Réintroduisez progressivement les aliments que vous aviez écartés, par petites quantités, et n'hésitez pas à faire régulièrement des cures de maintien ou de détox pour garder votre poids de forme (voir p. 53-56) !
Votre tour de poitrine			N'hésitez pas à continuer au moins 3 fois par semaine les exercices de renforcement musculaire à domicile (voir p. 28-30), surtout si vous avez dû faire l'impasse sur votre séance de sport.
Votre tour de taille			
Votre tour de hanches			

Nombre de séances de sport par semaine	Les exercices pratiqués	Les sports à l'extérieur	Le petit truc pour garder la ligne
			Le sport, c'est bon pour votre ligne, mais aussi pour votre santé ! Conservez vos bonnes habitudes postnatales en veillant bien à ne pas soumettre votre organisme à des efforts trop violents. Le bon rythme pour vous maintenir en forme : 3 bonnes séances de sport par semaine (1 heure au moins) alternées avec un ou deux jours de repos pour vous permettre de récupérer.

Les difficultés que vous avez rencontrées	Les personnes à qui en parler	Les changements opérés	Le petit truc pour garder le moral
			Si les premiers mois avec un bébé sont toujours les plus difficiles, le moral des jeunes mamans peut commencer (ou continuer) à battre de l'aile bien après la naissance. Votre mot d'ordre : vous confier, vous faire accompagner (par vos proches ou par un professionnel de santé) dès que vous en sentez le besoin. Vous n'êtes pas seule !

Carnet d'adresses

Les professionnels du suivi postnatal

Collège national des sages-femmes de France
www.cnsf.asso.fr
Collège national des gynécologues-obstétriciens français
www.cngof.asso.fr
Véronique de La Cochetière, sage-femme
http://masage-femmeparis16.fr
Assurance Maladie
www.ameli.fr

Pour trouver le sport qui vous convient vraiment

Fédération française de yoga
www.yoga-paris.com
Fédération française professionnelle de praticiens Pilates
www.fpmp.fr
Gym suédoise
www.gymsuedoise.com
Zumba
www.zumba.com
Fédération française de savate, boxe française et D.A.
www.ffsavate.com
Fédération française de squash
www.ffsquash.com
Fédération française de la montagne et de l'escalade
www.ffme.fr

Les sports en salle

Neoness
www.neoness-forme.com
Club Med Gym
www.cmgsportsclub.com
Les Mills
http://w3.lesmills.com/france/fr
Curves Programme
www.curves.fr
Lady Fitness
www.ladyfitness.fr
Lady Moving
www.ladymoving.fr

Les bonnes adresses pour faire du yoga après la naissance de votre bébé

Institut Bernadette de Gasquet (Paris)
www.degasquet.com
Casa Yoga (Paris)
www.casayoga-paris.fr
Studio Nataraja (Bordeaux)
www.studio-yoga-bordeaux.com
Yoga ashtanga Aix-Marseille
www.yoga-aix-marseille.fr
Maison des Anges (Rennes)
www.lamaisondesanges.fr
Parenthèse Yoga (Strasbourg)
http://laparentheseyoga.free.fr

Pour vous faire accompagner dans votre perte de poids

Muriel Servais, psychodiététicienne
www.cabinet-servais.net
Weight Watchers
www.weightwatchers.fr
Association française des diététiciens nutritionnistes
www.afdn.org

Pour échanger, s'informer et se faire accompagner (entre mamans, par des professionnels)

Camille Rochet, psychologue
www.anoustous.com
Allo Parents Bébé
www.alloparentsbebe.org
tél. : 0800 00 34 56
Magicmaman
www.magicmaman.com
Famili
www.famili.fr
Parents
www.parents.fr
Infosbébé
www.infobebes.com

Bibliographie

Collège national des gynécologues et obstétriciens, *Le Grand Livre de ma grossesse*, Eyrolles, 2015.
Pr René Frydman et Christine Schilte, *Attendre un enfant*, Hachette, 2014.
Muriel Servais, *Éliminer le poids de ses émotions avec la psycho-diététique*, J. Lyon, 2012.
Alix Leduc, *Le Petit Guide de l'après-accouchement*, éditions Quotidien Malin, 2014.
Dr Bernadette de Gasquet, *En pleine forme après bébé*, Marabout, 2012.

Remerciements

Je tiens à remercier :

- Véronique de La Cochetière, sage-femme, Muriel Servais, psycho-diététicienne, Camille Rochet, psychologue, et Peggy Lafargue, coach sportif, pour leur gentillesse, leur temps, leurs conseils et leur accessibilité.
- Julien et Bruno, Claude, Éléonore, pour m'avoir donné le sens des priorités.
- Mes parents, mes sœurs et Tatou, toujours essentiels, présents et aimants, Bruno pour son courage et sa prévenance.
- Mes amies mamans (extraordinaires), pour leurs témoignages (Elyane, Katrin, Camille, Claire, Julie, Aurélie, Anne-Laure), et mes amies non mamans (tout aussi parfaites), pour leur soutien (Cécile, Charlotte, Myriem, Claire, Iman, Natacha, Ariane, Amaya…).
- Juliette Collonge, pour ses conseils avisés et des conditions de travail particulièrement agréables.
- Les dauphins, parce qu'ils le valent bien…

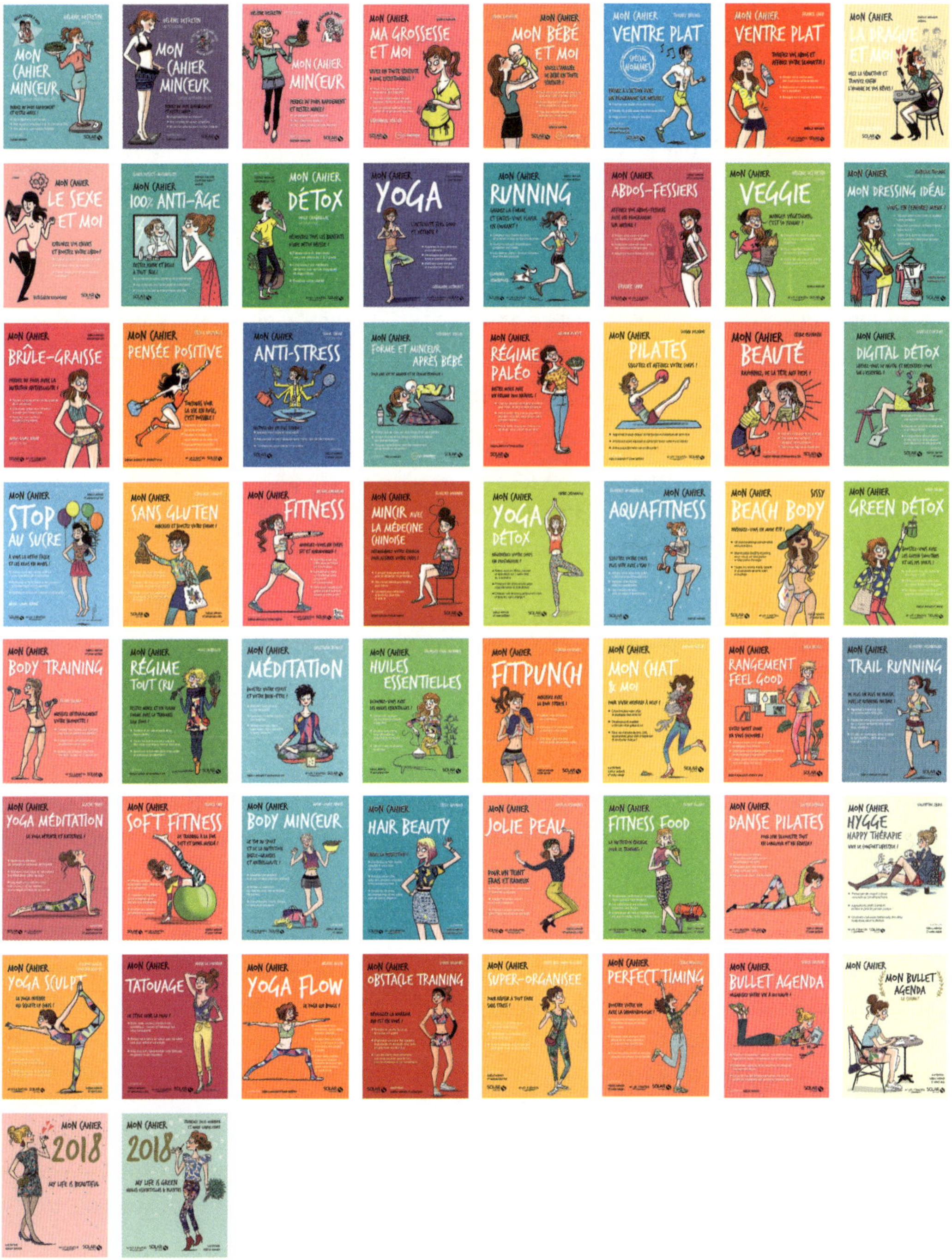

MON CAHIER MINCEUR
MON CAHIER MINCEUR
MON CAHIER MINCEUR
MON CAHIER MA GROSSESSE ET MOI
MON CAHIER MON BÉBÉ ET MOI
MON CAHIER VENTRE PLAT SPÉCIAL HOMMES
MON CAHIER VENTRE PLAT
MON CAHIER LA DRAGUE ET MOI
MON CAHIER LE SEXE ET MOI
MON CAHIER 100% ANTI-ÂGE
MON CAHIER DÉTOX
MON CAHIER YOGA
MON CAHIER RUNNING
MON CAHIER ABDOS-FESSIERS
MON CAHIER VEGGIE
MON CAHIER MON DRESSING IDÉAL
MON CAHIER BRÛLE-GRAISSE
MON CAHIER PENSÉE POSITIVE
MON CAHIER ANTI-STRESS
MON CAHIER FORME ET MINCEUR APRÈS BÉBÉ
MON CAHIER RÉGIME PALÉO
MON CAHIER PILATES
MON CAHIER BEAUTÉ
MON CAHIER DIGITAL DÉTOX
MON CAHIER STOP AU SUCRE
MON CAHIER SANS GLUTEN
MON CAHIER FITNESS
MON CAHIER MINCIR AVEC LA MÉDECINE CHINOISE
MON CAHIER YOGA DÉTOX
MON CAHIER AQUAFITNESS
MON CAHIER BEACH BODY
MON CAHIER GREEN DÉTOX
MON CAHIER BODY TRAINING
MON CAHIER RÉGIME TOUT CRU
MON CAHIER MÉDITATION
MON CAHIER HUILES ESSENTIELLES
MON CAHIER FITPUNCH
MON CAHIER MON CHAT & MOI
MON CAHIER RANGEMENT FEEL GOOD
MON CAHIER TRAIL RUNNING
MON CAHIER YOGA MÉDITATION
MON CAHIER SOFT FITNESS
MON CAHIER BODY MINCEUR
MON CAHIER HAIR BEAUTY
MON CAHIER JOLIE PEAU
MON CAHIER FITNESS FOOD
MON CAHIER DANSE PILATES
MON CAHIER HYGGE HAPPY THÉRAPIE
MON CAHIER YOGA SCULPT
MON CAHIER TATOUAGE
MON CAHIER YOGA FLOW
MON CAHIER OBSTACLE TRAINING
MON CAHIER SUPER-ORGANISÉE
MON CAHIER PERFECT TIMING
MON CAHIER BULLET AGENDA
MON CAHIER MON BULLET AGENDA
MON CAHIER 2018 MY LIFE IS BEAUTIFUL
MON CAHIER 2018 MY LIFE IS GREEN

LES BEAUTIFUL GIRLS,
C'EST TOUTE UNE COMMUNAUTÉ !
Retrouvez plein de bonus, de conseils feel good,
des recettes, des trainings,
et des actus tendance **MADE BY MON CAHIER !**

Un lieu rien que pour vous :
http://mylifeisbeautiful.fr/

Une communauté de filles stylées :
VOUS DÉCHIREZ
mylifeisbeautiful.fr mylifeisbeautiful.fr

Direction : Jean-Louis-Hocq
Direction éditoriale : Suyapa Hammje
Directrice de collection : Juliette Collonge
Édition : Gwladys Greusard
Conception et mise en couleur de la couverture : Stéphanie Brepson
Mise en pages : Nord Compo
Fabrication : Céline Premel-Cabic

ISBN : 978-2-263-15436-2
Code éditeur : S15436
Dépôt légal : janvier 2018
Imprimé en France par ime by estimprim

HarmonieSolar
harmonie_solar

mylifeisbeautiful.fr
mylifeisbeautiful.fr

Solar | un département **place des éditeurs**

place
des
éditeurs